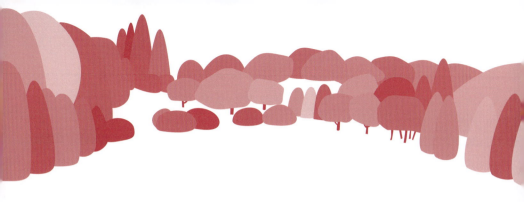

大人の発達障害を
診るということ

診断や対応に迷う症例から考える

編集 青木省三 川崎医科大学名誉教授
村上伸治 川崎医科大学精神科学教室・准教授

医学書院

大人の発達障害を診るということ
――診断や対応に迷う症例から考える

発　行　2015年6月1日　第1版第1刷Ⓒ
　　　　2024年7月1日　第1版第6刷

編　集　青木省三・村上伸治

発行者　株式会社　医学書院
　　　　代表取締役　金原　俊
　　　　〒113-8719　東京都文京区本郷1-28-23
　　　　電話　03-3817-5600（社内案内）

印刷・製本　三美印刷

本書の複製権・翻訳権・上映権・譲渡権・貸与権・公衆送信権（送信可能化権を含む）は株式会社医学書院が保有します．

ISBN978-4-260-02201-9

本書を無断で複製する行為（複写，スキャン，デジタルデータ化など）は，「私的使用のための複製」など著作権法上の限られた例外を除き禁じられています．大学，病院，診療所，企業などにおいて，業務上使用する目的（診療，研究活動を含む）で上記の行為を行うことは，その使用範囲が内部的であっても，私的使用には該当せず，違法です．また私的使用に該当する場合であっても，代行業者等の第三者に依頼して上記の行為を行うことは違法となります．

JCOPY　〈出版者著作権管理機構　委託出版物〉
本書の無断複製は著作権法上での例外を除き禁じられています．複製される場合は，そのつど事前に，出版者著作権管理機構（電話 03-5244-5088，FAX 03-5244-5089，info@jcopy.or.jp）の許諾を得てください．

執筆者 (五十音順)

川崎医科大学精神科学教室

青木省三
石原武士
加藤雅人
北村直也
末光俊介
澤原光彦
髙橋　優
中村尚史
蜂谷知彦
原　正吾
三浦恭子
宮﨑哲治
村上伸治
吉村優作
鷲田健二
和迩健太
和迩大樹

序

　成人の精神科臨床において，発達という視点を加えて診ていると，精神症状の背景に，その人らしい発達の特性が見えてくるようになる．それは診察室の中での言葉や振る舞いに現れてくることもあるし，診察室の外での，ある時，ある人，ある場面に現れてくることもある．さらにその人の生活やこれまでの生活史を聞いていると，発達の特性が生活や生活史に影響を与えているのが見えてくる．すると，これまで見えていなかったその人の理解が広がり，異なった治療や支援が開けてくることがある．

　本書は，成人の発達障害を正確に診断しようとするためのものではない．ましてや，何もかも発達障害だという視点で診ていこうというものでもない．成人の発達障害を診断するという趣旨ではなく，その人らしい発達の特性を見い出そうという提案である．であるから，児童期の発達障害の視点をそのまま成人に適応しようとするというものではない．発達障害は今や児童精神医学だけのものではなく，児童を診ない一般臨床をする精神科医にとっても必須のものとなっている．特に，児童期に問題や特徴が顕在化せず，成人期になってからさまざまな精神症状の形で顕在化してくる群は，発達障害の中では軽症群や境界群（定型発達と発達障害の境界群）であることが多い．そして，今こそこの軽症群・境界群の理解と治療や支援が求められていると言える．実際，軽症群・境界群が，典型的な発達障害と比べて，生きづらさの程度が軽いかというと必ずしもそうではない．それだけでなく，時には，生きづらさが，青年期・成人期以降に強まる人もいるのである．

　社会の中で生きる人の数という意味では，発達障害は少数派であるがために，定型発達が多数をしめる社会の中では，さまざまな生きづらさや困難を抱えやすい．だがそれは，発達障害が定型発達と比べて問題であるとか劣っ

ているという意味ではない．発達障害を定型発達とは異なった考え方や価値観をもった文化と捉え，優劣の問題ではなく，異なるが対等なものであるという考えから出発したいと考えている．自分とは異なった考え方や価値観を理解し，その文化に敬意を払いながら，治療や支援を考えるという姿勢が重要になると思う．

筆者らは，成人期の発達障害の理解が，診断においても治療や支援においても，成人期精神科臨床を大きく変えると考えている．広く発達という視点をもつことが成人の精神科臨床を豊かにする．本書は川崎医科大学精神科で臨床を学び実践したもの達で記した．それぞれの現在の職場は，大学病院，精神科病院，精神科クリニックと幅広く，症例も多岐多彩だが，基本的な視点，治療姿勢を共有している．症例の奥に流れる治療観を感じていただければ幸甚である．

本書は，私の部屋の窓から見える風景をデザイナーの糟谷一穂さんに装丁していただいた．秋の里山の樹の色や形は１本１本違っていて美しく，森や山は全体として奥行きのある色あいの紅葉となる．同様に，１人１人は異なっているが，それぞれ良さと欠点をもつ魅力的な存在であり，私たちの社会も多様な人の集まりとして素晴らしいものであるとの思いを込めた．さまざまな発達特性をもつ人の魅力が，私たちの社会の中で輝きを発してほしいという願いを感じていただければ幸いである．

なお，症例については，元となる症例はあるが，匿名性に配慮していくつかの症例を組み合わせたり，本質を損なわないようにしつつも大幅に改変した．そういう意味で架空の症例である．

本書が，成人の精神科臨床に携わる専門家の人たちに少しでも示唆を与えるものになることを，心より願ってやまない．

2015年5月

青木 省三

目次

第1章 大人の発達障害の診断と支援　　村上伸治　1

1 はじめに──発達障害を取り巻く状況の変化 ……… 2
2 広義の適応障害 ……… 3
3 診断について ……… 4
　　1）発達障害診断のジレンマ ……… 4
　　2）あなたは本当に健常者？ ……… 4
　　3）障害の有無の境目 ……… 5
　　4）発達障害診断の難しさ ……… 7
　　5）灰色診断 ……… 9
　　6）発達障害は生活障害 ……… 10
　　7）心理検査の用い方 ……… 11
　　8）発達障害を疑う徴候 ……… 12
　　9）統合失調症との鑑別 ……… 14
　　10）診断という全か無かの思考 ……… 15
　　11）灰色診断の利点 ……… 16
　　12）診断の実際 ……… 17
　　13）灰色事例の多様性 ……… 19
　　14）発達障害への拒否感が強い場合 ……… 20
　　15）白黒診断 vs 灰色診断 ……… 21
4 支援について ……… 22
　　1）診断から支援へ ……… 22
　　2）解説者 ……… 22

3）解説者と指導者 24
　　　4）相談できる人になってもらう 25
　　　5）助けてもらう人生 vs 戦う人生 26
　　　6）助け合う 27
　　　7）助け合えば薄まる 28
5　凸凹と現代社会 29
6　おわりに──発達障害の位置付け 30

第2章　症例集　33

1　字義通りの行動で警察に通報された50代男性
　　名前を言うと逮捕されてしまう？ 34

2　身体のあちこちの不調を訴え続けた60代男性
　　こだわりエネルギー 38

3　統合失調症と診断されてきた30代女性
　　本人と両親のコミュニケーションの通訳 42

4　長期にわたり引きこもりを続けた30代男性
　　その無表情は何を物語るか 48

5　自殺企図を生じた『産後うつ』の20代女性
　　心配の暴走状態 52

6　「自分はアスペルガーでしょうか？」と受診した20代女性
　　彼と助け合う 56

7　結婚後に抑うつ状態となった30代男性
　　○○君染め 61

8　突然自宅2階から飛び降りた20代男性
　　入店拒否とひねくれた応援 65

9　診察室で大声かつ早口で話し，感情易変性も示した60代女性
　　タイムアウト 70

10	自閉症スペクトラムの診断で紹介されてきた20代男性 本土では「障害者」，島では「人気者」？	74
11	無口で休みがちな学生生活を送ってきた20代男性 相談事はスマートフォンで	79
12	職場と家庭の悩みについてアドバイスを求めてきた40代男性 誰も自分のつらさをわかってくれない	83
13	不眠に悩んで受診した30代女性 『こだわりエネルギー』が人を破壊する	87
14	統合失調症と診断され入院治療をしていた30代女性 急性期なのに笑顔で穏やか？	91
15	両親と上司に広汎性発達障害と"診断"されていた30代男性 首の傾きを直せば発達障害じゃなくなる？	95
16	通院はしていたが服薬はしていなかった30代男性 幻聴か，それともフラッシュバックか	101
17	妄想型統合失調症と診断され隔離処遇となった20代女性 保護室から出るにはどうすればよいか	104
18	被害的で転院を繰り返していた20代女性 あなたは私がここで診ようと思う	107
19	家族との喧嘩などで入退院を繰り返していた70代女性 「有効期限」「社会常識」というキーワード	113
20	父親に連れられて受診した20代男性 駐車場が満車でどうしたらよいかわからない	116
21	突然「僕は変わっていますか!?」と怒り出した10代男性 つながりたいのにつながれない	119
22	自殺企図を繰り返して入院となった60代女性 活動的で世話好きな女性の破綻	124
23	母親の入院の付き添いから幻覚妄想をきたした40代女性 ネットに自分の情報が出ている	128

24	アルコール依存症の40代男性 断酒を熱く語る男	132
25	遠方での生活中に統合失調症と診断された20代女性 服薬していないのに幻覚妄想が改善した？	137
26	両親との同居中に感覚過敏を訴え始めた60代女性 においも空気もダメ	141
27	難治性うつ病とされていた10代女性 お節介はマジで迷惑！	145
28	母親に連れられて受診した30代男性 息子の亜昏迷と母親のうつ病の関係	150
29	境界性パーソナリティ障害と診断された20代女性 認知症の人とは付き合いやすい	154
30	抑うつ状態で精神科病院に入院した30代男性 病棟スタッフも困惑する行動	158
31	就職活動を通じて"天職"を見つけた2人の20代男性 「苦手を克服する」から「得意を活かす」へ	163
32	抑うつや自殺念慮，過呼吸発作などを呈した20代女性 心理検査は必要か？	167
33	自閉症スペクトラムとともに多動と衝動性も併存した20代男性 回転寿司職人	170
34	就職後に抑うつ状態を呈した10代男性 文字に起こさないと理解できない	174
35	突然自殺企図を起こした2人の男性（40代，20代） 「死ね！」と言われたので…	178
36	コミュニケーションに難のあった30代女性 パソコンの威力	182
37	物忘れから意欲低下を示し始めた60代男性 うつ病？　それとも認知症？	187

38	ダイエットに没頭するようになった20代女性 **体重が増えたら何の価値もない**	192
39	「発達障害ではないか」と妻に連れられ受診した30代男性 **職場は私のような人でいっぱい**	196
40	5年間うつ病がよくならない20代女性 **調子はいつも70%**	199
41	統合失調症と診断されていた30代女性 **転職したら幻覚妄想が消えた!?**	203
42	診察のたびにトラブル話を披露する50代男性 **クレーマー＝貴重なお客様？**	207
43	夫婦間でのコミュニケーションに悩む40代夫婦 **内弁慶**	211
	コラム：西丸四方の症例による考察 **サヴァン症候群？**	215
44	退院前に混乱し始めた悪性腫瘍の30代男性 **笑顔でひと言「体がだるくてしんどいです」**	219
45	外来と入院で症状が大きく異なった20代女性 **几帳面な日記と美しい絵**	225
46	コミュニケーションの困難さにより問題行動を生じた10代女性 **言葉に代わる表現の方法**	229
47	交通事故をきっかけに不安・焦燥が表れた40代女性 **ひっつきエネルギーの向き先**	232
48	生活全般への不安が強かった40代女性 **薬は嫌だけどサプリにはこだわりたい**	236
49	大学で引きこもりとなってしまった20代男性 **障害者なんて嫌です！**	239
50	強迫症状で身動きが取れなくなった20代女性 **アルバイトなんて目からウロコです**	243

51	引きこもりから徐々に社会復帰した20代男性 自転車を介した人とのつながり ……………………………… 248

第3章　発達障害をもつ成人に対する診察と診断，そして治療と支援
　　　　　　　　　　　　　　　　　　　　　　　青木省三　253

- **1** はじめに──客観的な特徴と主観的な体験 …………………… 254
- **2** 診察において留意したいこと …………………………………… 255
- **3** 生活史を読む ……………………………………………………… 262
  - 1）人生の出来事や生活環境が与える影響 ………………… 262
  - 2）社会や仕事の変容の中で追い詰められる ……………… 266
  - 3）生活史の軌跡 ……………………………………………… 267
- **4** 診断において留意すること ……………………………………… 269
  - 1）症状や状態は，「反応性のものではないか」と考えてみる …… 269
  - 2）反応性を疑うポイント …………………………………… 269
  - 3）従来の精神障害と発達的な要因が混じる ……………… 271
  - 4）複数の人と場の情報を総合して考える ………………… 271
  - 5）生活と生活史を聞いていると，発達特性が見えてくる …… 273
  - 6）「瞬間最大風速」で診断しない …………………………… 274
- **5** 治療や支援において留意する …………………………………… 275
  - 1）正確なコミュニケーションを心がけるのが基本である …… 275
  - 2）発達障害の人は，人を求めている ……………………… 275
  - 3）「…だけども，…でもある」とつないでみる …………… 277
  - 4）「ところで，…」と視点を変える ………………………… 277
  - 5）薬物療法を考える ………………………………………… 278
  - 6）医療につなげることが適切か …………………………… 280
  - 7）先達（日本の精神病理学）から学ぶもの ……………… 280
  - 8）得意を活かすピンポイント ……………………………… 281

6　おわりに 281

索引 287

装丁デザイン：糟谷一穂

第1章

大人の発達障害の診断と支援

1 はじめに—発達障害を取り巻く状況の変化

　発達障害の臨床は，20年以上前と比べると状況が大きく変化している．その大きな変化の一つは，「一般精神科臨床における発達障害の重要性」である．かつて，発達障害は幼少期に発見され，児童精神科医によって診断されて継続フォローされるものであった．それゆえ，大半の一般精神科医は「発達障害は，自分は診ることはないし，発達障害についてあまり知らないが別に困っていない．児童精神科医に任せておけばよい分野なのだから」と思っていた．精神科病院のベテラン精神科医の中には「発達障害なんて，自分は診たこともない」と述べる人もいたりした．

　しかし近年，状況は大きく変わってきている．幼少期から少し変わった子だとは気付かれながらも診断や支援を受けてこなかった例や，多少の徴候はあっても気付かれず，児童期は特に困る事態に至らないまま成長したが，青年期や成人期になってから学校や職場などで対人関係などの問題が起こるようになり，それに伴い抑うつなど様々な症状を呈して精神科を受診する例が増えている．いや増えているどころか，激増していると言っても過言ではない．今や，一般精神科医も発達障害をよくわかっていないと日常臨床に支障をきたすようになっている．発達障害の理解が進むと，「ただの不安障害」「よくわからないうつ状態」などと思っていた青年期事例，成人期事例が，実は顕著ではないが発達障害の徴候をもっていることに気付き，その視点が治療的進展をもたらすことが少なくない．本書の目的は，患者の中の発達障害特性に気づくことで，「なるほど，だからこの患者はこうなんだ」と患者理解が進み，その患者の特性に応じた適切な対応ができるようになることである．

　それゆえ，本書が主に扱う事例は，「幼少期から発達障害だと診断されていた事例」ではなく，「何だか発達障害的なところがありそうな感じなんだけれど，はっきりとはわからないし，発達障害に詳しくないから診断するのも自信がない．だけど，知り合いの児童精神科クリニックは，初診待ちが数か月だと聞いているので，紹介はしづらい．当科には発達障害に詳しい医師は他にいないから自分が診るしかないんだけど，どうしたらよいだろうか？」

と思うような事例である．

　近年は「成人期の発達障害」についても，いくつも関連書が出版されている．だが，そこに登場する発達障害症例は，専門の児童精神科医が診た症例が中心であり，一般精神科外来では時間的に不可能なほど詳細な生育歴と，いくつもの心理検査を経て専門医が確定診断をした事例が中心である．それゆえ，短時間の診察しかできず，心理検査もままならない一般精神科外来では直接参考になりにくい．そして，「発達障害的なところがあるが，診断してよいかどうか迷うようなグレーゾーン」症例を主な対象とした適切な書籍は，これまでなかった．これが本書が作られた動機と意義である．

2　広義の適応障害

　総合病院の精神科を初診する思春期・青年期の患者は，過半数が「広義の適応障害」だと考えられる．確かに，米国精神医学会による診断基準であるDSMで厳密に診断すれば，適応障害はそんなに多くはならない．だが，例えば「うつ病の診断基準」「不安障害の診断基準」などを満たすため，正しくは適応障害ではない症例であっても，その発症は対人関係や環境ストレスと密接に関連していて，「ストレス因がなければ，この青年は発症していなかっただろうに」とか，「ストレス因がなくなれば，かなり良くなるだろう」と思える症例が実際には多い．ストレス因が大きく関与している事例を「広義の適応障害」だと考えれば，思春期・青年期の患者の過半数がそれに該当する．

　考えてみてほしい．その人はなぜ適応障害になったのであろうか．同じ学級，同じ職場にいる他の人は適応障害になっていないのに，なぜその人はなったのであろうか．そして，「なぜクラスで孤立していたのか」「なぜいじめられたのか」「他の人は職場の環境変化に適応できたのに，彼はなぜ適応できなかったのか」「他の人は臨機応変に対応したのに，彼はなぜ自分のやり方にこだわったのか」「他の人は空気を読んでずるく立ち回って逃げたのに，彼はなぜできなかったのか」「他の人は周囲との対人関係に助けられて状況を乗り切ったのに，彼はなぜ助けてもらえなかったのか」「担任や上司は何とかしてあげようとしたのに，彼はなぜそれに気付かなかったのか」

「他の人は困ったことがあったらすぐ相談するのに，彼はなぜ相談しようとしなかったのか」「彼はなぜ込み入った状況に混乱したのか」などを考えると，発達障害と診断されるほどではないにせよ，発達障害的特徴がいくらかあるために，適応障害になってしまったのだと理解できる事例が非常に多い．そもそも，適応障害の原因を考えれば，「彼が単に不運だったから」という面もあるかもしれないが，「適応障害になりやすい素因を彼がもっていた」可能性を考えざるを得ず，その素因は何かと言えば，その人の発達障害特性であることが多いことが容易に想像がつくだろう．

3 診断について

1）発達障害診断のジレンマ

　一般精神科医にも発達障害が認知されるようになるにしたがい，一般精神科医が発達障害の有無を診断することを迫られる事態が増えるようになった．しかし，大半の一般精神科医は発達障害の診断に慣れておらず苦手である．確かに，誰が見ても発達障害特性が明らかで，生育歴もわかっていれば，診断は容易であり特に問題はない．ただ，そのような事例は，児童期に児童精神科医や発達障害を専門とする小児科医の診断をすでに受けているはずである．それゆえ，一般精神科医の前に患者が現れたというだけで，児童期には発達障害特性が目立たなかった人，つまり診断が難しい例であると考えられる．本来なら，発達障害の有無が微妙であり診断が難しいグレーゾーンの症例こそ，専門家による診断が望ましいにもかかわらず，典型的な症例を専門家が診断し，典型的でなく診断が難しい症例の診断を非専門家が求められる，という大変皮肉な事態が起こっているのである．

2）あなたは本当に健常者？

　我々は，他人のことを「発達障害がありそうだ」とか「なさそうだ」などと偉そうなことを言って，自分には全く関係ない話だと思っていることが往々にしてある．だが，本当にそうであろうか．あなたは，急な予定の変更にとまどったことは今まで一度もなかったのだろうか．突然困った事態が起きて，

頭が真っ白になって行動が止まった経験はないだろうか．いつもの決まった行動を行うことで安心を得るというパターンは，あなたの生活の中にないだろうか．また，目の前の状況の中で，あることだけに目が行ってしまい，他のことが目に入らなかったことは今までないだろうか．どうやら相手の気分を害してしまったらしいのだが，自分の言動の何が相手の気分を害したのかが読めなくて困ったことはなかっただろうか．好きな異性の気持ちがわからなくて悩んだことはなかっただろうか．周囲の状況や相手の気持ちが瞬時に手に取るようにあなたはわかるだろうか．自分の気持ちであればあなたは常に的確に把握しているだろうか．自分でも理由のわからない腹立ちやイライラ，衝動などを感じたことは今までなかっただろうか．自分の冗談がウケなかったり，自分の発言が相手や周囲に無視された理由がわからなかったことはなかっただろうか．場にそぐわない発言や行動をしたことはないだろうか．そういう行動をかなりしているのに自分で気付いていないだけの可能性はないだろうか．発達障害の人でも「場の空気や雰囲気を読むことは僕だってできますよ」と言う人は少なくない．空気が読めないのに「自分は空気が読める」と思っている人もかなり多い．自分では「空気が読める」と思っているだけで，実は周囲の人はあなたのことを「空気が読めない人」「場にそぐわない言動をする人」と思っているかもしれない．発達障害の人に向かって，「俺は健常者だけど，お前は障害者だ」と豪語することが本当にできるだろうか．

3）障害の有無の境目

　発達障害がある人はそれゆえの生活上の困難を抱えているが，ある分野においては普通の人よりも能力が優れていることが少なくない．機械的な記憶力が非常に優れていたり，細部に注目して微妙な違いを見出す能力があったり，周囲の状況に流されることなく，ブレずに物事を純粋に考えて原理・原則を貫く能力が優れていたりする．その能力を生かして，技術者や職人として良い仕事をしている人も少なくない．そういうわけもあって，発達障害がない普通の人を「正常」だとか「健常者」と呼ぶことに違和感を覚える専門家は，普通の人の発達を「定型発達」と呼ぶことが多い．「発達障害の人は，定型

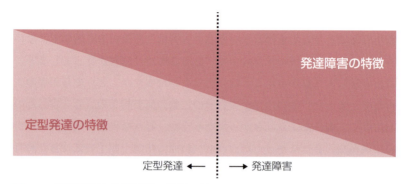

図 1-1　発達障害と定型発達の境目の線

発達の人と比べて物事の認識のしかたや考え方が独特なだけなので，障害者というよりも一種の『少数民族』だと考えたほうが良い」と言う専門家もいる．

少数民族という考え方は，優劣の呪縛から解放してくれる素敵な発想である．ただ，少数民族だと考えると，発達障害があるかどうかは，かなりはっきり区別できるはずだということになるだろう．筆者らは，発達障害と定型発達は，その間に明確な境界線を引くこと自体ができないと考えている．

図 1-1 を見てほしい．〇×式の発達障害チェックリストはいろいろな種類があるが，かなり重い障害がある人でも満点になることは難しい．逆に，定型発達の人でもゼロ点となることは少ない．自分の周りを見渡してみれば，いくらか発達障害特性を部分的にもっている人は大勢いる．他人だけではない．周囲の人の欠点を指摘しているあなたも，実は周囲の人から「発達障害的なところが少しある」と思われているかもしれないのだ．

どんなに障害の重い発達障害の人の中にも，定型発達の特徴はたくさん含まれているし，全くの定型発達と思っている人の中にも多少の発達障害の特徴が含まれている．ただ，発達障害の程度の濃さは人それぞれである．黒に近い灰色の人もあれば，ほとんど白色の灰色の人もある．そういう意味では，「あなたも私も発達障害」ということになる．「俺は健常者だ．障害者とは違う」と言ってみたところで，「どんぐりの背比べ」「目糞が鼻糞を笑う」なのである．

このように，発達障害と定型発達をきれいに分けることはできないことを，まず理解する必要がある．だから，発達障害を診断しようとしたら，**図1-1** の中のどこかで強引に縦線を引いて，ここから右が発達障害だ，と決めることにせざるを得ない．

4) 発達障害診断の難しさ

発達障害の有無を分ける明確な線がないのであれば，発達障害の診断が難しいのも当然である．乳幼児期から気付かれるような発達障害特徴の顕著な人であれば，診断はやさしい．しかし，子どもの頃から発達障害特徴があっても日常生活に大きな支障をきたさない程度の人の場合は，診断はとても難しくなる．

さらに診断にとって非常に重要なことがある．発達障害特性は，その人にかかるストレスによって，強く現われたり逆に見えにくくなったりするのである．人はストレスにさらされるとその人のもっている元々の特性が強く現われる．例えば，会社に入社後，細かいことを執拗に攻め立てるように指摘する上司の元で，イライラやこだわり行動，独り言などが強くなって受診した青年が，配置転換で上司が変わってからは，そういった症状がどんどん目立たなくなっていったりする．初めて病院に来た時の診察では，「こんなに自閉症症状がはっきりある人が，今まで発達障害に気付かれなかったなんて信じられない」と感じたのに，落ち着いた頃になると，「発達障害徴候は確かにあるけど，このような人は時々いるし，この人は職場に適応してちゃんと働けているのだから，発達障害だと診断するほどではないよなあ」と思えたりする．

だから，極端な場合，「この人は今は発達障害，1年前は定型発達，2年前は発達障害」ということもあり得るのである．状況のストレスで発達障害徴候が強く出るので，ある職場では発達障害，別の職場に行けば定型発達，ということもよく起こる．ストレスが強い状況での「最大瞬間風速」として発達障害だと診断しても，「その時は大変だった」ということに過ぎない．つまり，発達障害と定型発達の境目を1本の線としてはっきりさせようとすること自

体に無理があるのだ．どんな病気や障害でも，診断に迷う灰色の「グレーゾーン」に位置する人はいる．だが，今述べたように，発達障害徴候は状況に応じてカメレオンのように変化するので，他の疾患や障害の診断に比べて「灰色の領域」が著しく広くなってしまうのが発達障害診断の特徴なのである．

事例1

　20代前半の男性．生育歴に大きな問題はなかった．高校卒業後に役場の事務職員に就職した．昨年まではデータ入力が主な仕事で，特に問題はなかった．去年から部署を異動し，窓口業務もある部署となった．上司は几帳面で細かく口うるさく注意する人だった．彼は仕事が遅いため，上司は彼を責め立てるように注意し始めた．それから彼の行動がおかしくなり始めた．窓口対応をしている最中も，仕事中にミスをすると行動がフリーズするようになった．書類を扱う手順一つひとつにもこだわりが強くなった．仕事中の独り言もみられるようになりひどくなった．職場の中をグルグルと立ち歩くようにもなった．これを見た上司に，「お前は発達障害だ．病院で診てもらえ」と指示されて，彼は受診した．

　初診時は，緊張のためもあると思われるが，少し話せば自閉症の人だとすぐに分かるくらい，自閉症的徴候が現れていた．視線は合わないし，反響言語もみられた．母親に話を聞くと，幼児期は言葉の遅れやこだわりがあったが，3歳頃に話し始めてからは，言葉の遅れはどんどん取り戻し，就学以後は成績はまずまずで，担任教師に何か指摘されることもなく，ここまでやってきたとのことであった．初診時点では自閉症症状がとても明瞭であり，なぜこれまで診断や支援を受けていないのかが不思議なくらいであった．

　上司からの叱咤に怯えて出勤困難な状態にあったので，診断書を書いて休んでもらうことにした．診断書上の診断名としては，まずは「適応障害」を考えた．だが，職場の理解と継続した支援が必要だと思われたため，「灰色の発達障害であり，環境に恵まれるとほとんど白になるが，恵まれないと黒になる．今の不適応状態を考えたら，発達障害だとの診断を書いて，負担の少ない部署への異動を認めてもらったほうが良い」と説明すると，本人も母親もそれを希望した．「発達障害にて部署異動を要する」との診断書を書いたところ，早速，部署異動の対処をしてもらえた．

彼は文書管理の部署に異動となり，出勤できるようになった．上司は静かで優しい人で，叱咤することはなく，わからないことをゆっくり教えてくれる人だった．全体を捉えるのは苦手だが，細かいことに目がいく彼にとっては，文書を細かくチェックする仕事は合っていた．新しい職場になれるにしたがい，フリーズ，独語，こだわりなどの自閉症らしい特徴はなくなっていった．診察室での様子も，初診の頃のいかにも自閉症らしい雰囲気はわずかになっていった．灰色の発達障害は，ストレスがかかれば黒になり，ストレスがなくなるとかなり白くなることをはっきりと教えてもらった症例であった．

5) 灰色診断

一般精神科医が発達障害の診断を求められるのは，発達障害徴候がそこそこあるが，発達障害と診断してよいのかどうか迷う，「白でも黒でもない灰色」に位置する人たちである．これは考えてみれば当然である．幼少期から重い障害があったのなら，幼児期に発達障害が疑われて専門家を受診し，発達障害だと診断され，療育を受けるなどの「障害児としての人生」を歩んでいるはずである．成人してから発達障害を疑って精神科を受診するということは，「黒ではなかったが，白でもない」ということであり，それはつまり，灰色の領域に位置することになる (図 1-2)．

灰色の領域はとても広いため，発達障害診断では意見の相違が起きやすい．ある病院では「発達障害です」と言われたのに，別の診療所では「発達障害なんかじゃない」と言われたりする．これは，「どちらかが正しく，もう片方は誤診」ということではない．恐らくどちらも正しいのだ．どちらにも診断されるということ自体が，「灰色」である証拠である．

発達障害の診断においては，両親などの養育者から本人の生育歴を詳しく教えてもらうことが必須である．だがその場合も，発達障害のことを全く知らない親だと，発達障害徴候を尋ねても「そんなことはなかったです」「普通の子どもでした」と答えることが多い．その同じ親が，発達障害の講演を聞いたり，本を何冊も読んだりした後だと，「それもあれも，どれも当てはま

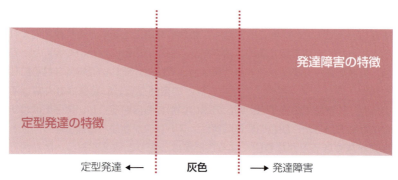
図 1-2　発達障害と定型発達の境目の帯

ります」と答えるようになってしまう．親から聴取する生育歴も，このようにかなりの幅があるのでそのまま受け取ってはいけない．本人が灰色の発達障害である場合は，その親も灰色の発達障害であることが少なくないので，その場合は中立で客観的な情報はさらに得られにくいので注意が必要である．「20年も前のことなので，あまり覚えていません」と親が言うこともよくあり，正しい情報は得られにくい．ただ，20年前のこととはいえ，わが子のことを尋ねても，「あまり覚えていません」と親が答えることが，親も灰色であることを示している場合がある．発達障害特性を持った親は，わが子の幼少期のことを「あまり覚えていません」と答えることが少なくない．

6）発達障害は生活障害

「私は発達障害なんです！」と主張して受診する人が時々いる．その人に「どんなところが発達障害なんですか？」と尋ねると，「ネットに出ているチェックリストを試したら，○○点以上なら発達障害だと書いてあった」などを述べる人が多い．「診断されたんです」とか「心理検査で○○だったんです」と述べる人も少なくない．発達障害の診断について，多くの患者は「血液検査をしたら，血液型が判明した」というのと似たようなイメージで，「心理検査をしたらわかる」と思っていることが多い．だが，DSMでもICDでも診断基準を見ていただきたい．心理検査などという用語は出てこない．書い

てある診断条件はすべて，「生活において困る症状」である．つまり発達障害は生活障害なのである．もって生まれた発達障害特性がいかに強くても，心理検査がどうであろうと，生活障害がなければ発達障害だと診断してはいけないし，生活障害が減じれば発達障害は「良くなった」のである．我々が目指すのは遺伝子の改善でもないし，心理検査の改善でもない．生活障害の改善である．

患者が今後の人生を無理なく生きるためには，自身の発達障害特性を実生活上の具体的な生活障害として理解することが必要である．にもかかわらず，診断は心理検査に基づいて，医師が下すものだと思っている．心理検査は有用ではあるが，それよりも患者自身が生活上の実感として，どんな困難を感じているか，そのどれが発達障害らしい困難なのか，それを患者が実感をもって理解することが必要である．確かに，本人が理解することは障害の重い人の場合は，なかなか難しいであろう．だが，灰色の人ならば，かなりを理解することができるであろうし，発達障害的でない部分も相当にもっているのであるから，自分のどこが発達障害的で，それはどの程度であるのか，どこは発達障害的ではないのか，などを本人が自己理解としてわかっておく必要がある．発達障害だと言われた途端，「ゼロか百か」思考によって，自分のすべてが発達障害だと思ってしまう患者は少なくない．

7）心理検査の用い方

心理検査における発達障害の特徴については，多くの研究がなされている．だが，どんな検査でも，全くの黒と全くの白とを鑑別するのは容易でも，臨床的に灰色のものを検査で峻別するのは至難の業である．障害が灰色であるならば，検査結果も灰色になって当然である．ウェクスラー式知能検査における下位検査間の差異，いわゆる凸凹についても，凸凹が著しい事例も多い一方，灰色事例では凸凹に乏しい人もかなりいる．そして，灰色事例に心理検査を行って，発達障害に間違いないとの所見が得られた場合は，心理検査の結果自体よりも，心理検査の最中や前後の本人の反応や行動の観察の結果であることが少なくない．心理検査時の行動観察は，診断に役立つ多

くの情報を与えてくれるが，行動観察とはつまり生活障害を見ていることに他ならない．確かに心理検査は，非常に多くの価値ある情報を教えてくれる．だが，心理検査を行うことで，治療者側も患者側も生活障害よりも心理検査を重視するようになってしまい，個々の具体的な生活障害を通じて，自己の発達障害特性を理解して対応を考えていく姿勢が軽視されることがないように注意が必要である．安易に心理検査を行ったために患者が心理検査結果にこだわってしまい，個々の生活障害を自分で理解して対応を考える方向に話が向かなくなってしまう例がときにあるので注意を要する．

　発達障害は生活障害を通じて実感すべきものであり，心理検査を通じて知るべきものではない．確かに，生活障害の実感が乏しくても，心理検査の結果を説明すると妙に納得する患者はいる．だがその場合，「あなたは発達障害だから○○」という指導は入ったとしても，「あなたは生活の上で○○が苦手だから△△」という指導にはなりにくい．心理検査結果が得られたら，その結果を元にして「生活で○○なことはないですか？」などと生活障害レベルでの話に戻すことが必要である．心理検査結果を根拠にすることで生活障害を実感してくれるようになる人は少なくない．そして生活障害を実感すると心理検査結果がさらに受け入れやすくなる．心理検査を行ったことで生活障害の把握がしやすくなり，それを本人と共有することにも役立つようになった，となるように利用したい．

8) 発達障害を疑う徴候

　発達障害を疑うきっかけは，まずは診察時の印象であったり，これまでの生育歴やエピソードが重要である．だが，症状の中にも発達障害を疑うきっかけになる徴候は少なくない．まずは先に上げた適応障害的な発症機序である．それまでそれなりに適応してきた人が，小さな環境変化で大きく崩れてしまいやすい．次には，状況変化に応じたやや急激な症状変化である．例えば，入院した途端に幻覚妄想が消失したり，家での激しい強迫症状が入院した途端になくなったりするケースである．

　また，症状変化に対する本人の認識も重要である．症状が急に良くなった

ら，症状変化についての本人の認識や意見をぜひ尋ねてみるべきである．定型発達の人では症状が軽快すればまずは本人が喜び，本人なりに「○○が良かった」とか「○○のおかげだと思います」などの理由を感じているのが普通である．一方，発達障害がある人だと，「症状が軽快した」という認識が乏しかったり，理由を尋ねても「わからない」ことが多く，理由を尋ねられて初めて考える人が少なくない．自己の調子を含めて，状況把握や自己の客観視が苦手なのである．同じ理由で過去との比較も苦手である．例えば，外来に来た時にメモを見ながらこの2週間の様子を1日ずつ話す患者に，「この2週間全体としてはどうでしたか？」と尋ねると答えることができなかったりする．その時その時の「今」がバラバラに独立しており，「今が全て」なのである．過去との比較が苦手なので，朝には「今日は調子が最悪です」と言っていたのに，昼には「今日は（朝から）調子がいいです」と言い，夕方には「今日は最悪の1日でした」と述べたりする．

同様の理由で「積み上げ」が起きにくい．例えば強迫性障害患者に曝露反応妨害法を行ったとする．1か月かけて，かなり良くなったとすると，日々の積み重ねで良くなったわけで，クリアした課題については，もう慣れたので大丈夫なはずである．ところが，ある日何か不安なことが起こると，1か月の積み上げが一瞬で吹っ飛んでしまい，治療が振り出しに戻ってしまったりすることがある．強迫症状に限らず，「ここまで良くなったはずなのに，その日の不安状況に応じて出発点に戻ってしまう」ような徒労感を治療者が感じたら，発達障害を疑うべきである．また，一般的に強迫であれば，本人なりの理屈があるのが普通である．なのでその理屈を治療者が理解すると，「あなたの場合は，これも不潔なんでしょ？」と尋ねると，「そのとおりです」と言ってもらえ，本人の強迫観を治療者も共有することができる．だが発達障害の人だと一貫性がなくなり，昨日は不潔と言っていたものが今日は気分が良いと不潔でなくなったりする．気分で強迫症状がコロコロ変わるので，「勝手強迫」とか「気分強迫」と言われたりする．

過去とのつながりが乏しいため，話の流れも不自然になりやすい．例えば，主治医を痛烈に批判し，暴言すら吐いたのに，その直後に「先生，お願

いがあります」と言って頼みごとを始めたりする人がいる．

　発達障害の人は，他人の気持ちがわかりにくいだけでなく，自分の気持ちもわかりにくい．だから，自分の気持ちなのに機序や理由を説明できないことが多い．話を聞いていると，理由がわからない，怒りやイライラなどの感情が頻出する．定型発達の人なら，感情の理由を本人がよくわかっていて，その理由を聞いてほしいと思っていることが多い．だが発達障害の人だと，感情の理由や説明を求めると答えられないだけでなく，質問されてからやっと考え始めたりすることになりやすい．何とか命が助かったような深刻な自殺企図を行った直後であるのに，「なぜしたのかわかりません」とケロッとした表情で答える人もいる．自殺企図の原因を本人が把握しておらず，「もう大丈夫です」と笑顔で述べて帰宅し，また同様の自殺企図を起こしたりする．本人が十分に説明できない自殺企図は発達障害を疑うべきである．

　これら以外にも発達障害の人にときにみられる行動パターンの1つに「リセット」がある．人間関係などが徐々に深まり心理的に窮屈になると，「友達を変える」などを急に行う人がいる．定期的に転居を繰り返す人もいる．これを筆者らは「リセット病」と呼んでいる．

9）統合失調症との鑑別

　幻覚妄想など精神病症状があるが，「発達障害かもしれない」と思われる事例はとても多い．そのような事例をよく観察すると，精神病症状が統合失調症の症状としては不自然であることが少なくない．まず多いのは場面性である．ある場所や状況で幻覚妄想が強いが，ある場所では弱い，あるいは消失する．幻聴は同じ程度に続いているのに，ある時は強く支配され，ある時は平然と聞き流したりできる．ストレス状況が去ると明瞭だった幻覚妄想が短期で消退する例も多い．これらの場面性に着目することで，本人を本当に混乱させているのは幻聴ではなく，その場の状況であることに気付くことができたりする．そして，「統合失調症らしさ」も重要である．幻覚妄想が活発でも自我症状に乏しいとか，患者を根底から揺さぶるような恐怖感がないとか，症状が強いのに「疎通性」が保たれている，などである．ただ，疎通性

(接触性)については，発達障害のために状況に合った行動をとることができないことを，「疎通性が悪い」とみなしてしまうこともあるので，注意が必要である．

　筆者らは学生や研修医に対して「幻覚妄想があるだけで統合失調症だと診断するのは大間違いだ．統合失調症でない幻覚妄想を伴う疾患はたくさんある．患者をよく観察しろ」と口を酸っぱくして指導しているが，わが身を振り返ってほしい．幻覚妄想など，異常体験だけで統合失調症を診断していないだろうか．発達障害を疑うことは，我々の統合失調症診断の精度や質も高めてくれる．

　ただし，統合失調症と発達障害を厳密に鑑別しようとすると，袋小路に入ってしまいやすい．果たして完全に鑑別できるものなのかどうかも，結論は出ていない．それゆえ，「両者の重なり」もしくは「両者の間」というイメージでとりあえずは患者を捉えざるを得ない．これも「灰色」の考え方である．大切なのはどちらとも診断されやすい病状や経過であると認識できていることである．

10) 診断という全か無の思考

　診断というのは言ってみれば「白か黒か」を決めることである．これは一種の「全か無かの思考」である．我々は患者の思考を「全か無かの思考だ」と指摘して指導しようとすることが多いが，最も「全か無かの思考」をしているのが我々医師なのである．一方，患者の生活は「全か無か」でなく，生活でさまざまな困難を抱えた「灰色」である．そして，診断は「全か無か」である．しかし，診断の後に待っている支援や治療は，その人に合わせてさまざまな方法を工夫する「灰色」の世界である．診断で白か黒かが決まったからといって，「真っ黒な」支援と「真っ白な」支援なしの2つだけになってしまってはならない．「全か無かの思考」である診断という過程を経ることで，支援も診断に影響を受けて白か黒かの2つになってしまいやすいことに我々は留意しなければならない．

　この弊害を防ぐためには，灰色の生活障害を，それをそのまま灰色の支援

につなげるのが最も良い．灰色だとわかれば，厳密な診断は飛ばしてしまってはどうだろうか．

「正しい診断を軽視することは間違っている」「正しい診断のみが正しい支援につながる」とのお叱りもあるとは思う．だがそもそも，診断とは何だろうか．それは「未来の予想（予知）」である．フローチャート的に「診断しました」と言ってみたところで，その患者の未来をその医師がろくに読めていないのならばほとんど意味はない．逆に，「診断がわからないんですよ」と言っていても，「診断はわからないんですけど，このタイプの人は前にも何人か診たことがあって，今後は○○になっていくだろうとはわかるんですけど」などの形で予後が的確に読めていれば，それはちゃんと「診断できている」のである．であるから，発達障害の診断とは単に白黒を付けることではなく，患者の行動を予想できるようになることである．「この患者はこの環境ならこう反応して，この状況ではこんな行動が出るだろう」などと，患者の未来をかなり予想できるまで，患者の得手不得手を丁寧に把握することが必要である．「黒と診断」しようとも，「白と診断」しようとも，はたまた「灰色と診断」しようとも，そんなことは大したことではない．大事なことは，その人の発達障害特性はどのようなものであり，それは生活障害としてどのように現れるのか，即ち「発達特性」を詳しく把握することである．それが把握できれば，本人が今後遭遇するであろう生活上の困難を予想し，それに合わせたきめ細かい支援を行うことが可能となるのである．

11) 灰色診断の利点

灰色診断には多くの利点がある．まずは医師側にとって無理がない．成人になって受診する灰色症例に対して「発達障害だ」と診断するのはかなりの経験と自信を要する．発達障害診断に慣れた児童精神科医であればよいが，一般精神科医の多くはその自信がない．それゆえ，診断自体を避けてしまったり，専門の他院の受診を指示してしまいやすい．すると，せっかく受診したのに，支援の話に入れずに終わってしまうことも多い．

患者と家族にとって害が少ないという利点もある．ある20歳の男性はク

リニックで発達障害だと診断され,「治りますか?」と尋ねたら「治らない」と言われた後,駅のホームから電車に飛び込もうとした.このような事態だけは絶対に避けなければならない.また,発達障害と診断された後に,それを否認したい心理機制から「診断との格闘」が始まり,苦しむ人生となる「発達障害診断された症候群」と言えそうな人もときにいる.「自分は発達障害なんかじゃない」という否認や抵抗を回避しやすいことは,灰色診断の利点として重要である.

灰色診断のもう一つの利点は,本人の自己理解が進みやすいことである.診断のために発達障害特性を生活史から拾っていく作業は,その話一つひとつが生活上の指導や支援につながる話であり,診断の話と支援の話は直結していることが望ましい.だが,二者択一の白黒診断だと,「裁判官による無罪か有罪の判決」のような判断をイメージしやすく,「診断は医師が決めて,それを教えてもらうものだ」と考えてしまいやすい.すると,生活障害の話と支援の話が切り離されてしまうことになる.

気をつけなければならないのは,灰色診断は単なる「診断の先延ばし」ではないことである.時には「あなたは灰色の発達障害です」と明確に断言してあげることが必要になる.そうでないと,「先生,いつになったら確定診断してくれるのですか?」という泥沼にハマってしまう.白黒つけようとする診断の泥沼にハマってしまうと,いつになっても診断が気になって支援や生活上の工夫の話が進まなくなる.支援の話にならないと,「通院しても何も得られない」と考えて,通院が中断してしまいやすい.灰色診断によって,診断の泥沼を飛び越え,支援の話に入るべきである.

医師が白か黒かの診断をつけようとすると,患者は白か黒かが自分の運命を決めると思うため,医師以上に白か黒かの診断にこだわるということになりやすい.診察室が診断に意義を申し立てる患者との戦いの場になってしまい,治療が暗礁に乗り上げてしまうこともあるので注意が必要である.

12) 診断の実際

では,灰色を踏まえて筆者は実際にどのように診断しているのか.発達障

害の専門家ではない医師でも，また3時間待って10分診療の状況にある多忙で雑多な筆者の外来でも行い得る方法として，筆者は次のように行っている．

　本人や家族が自分で記載するタイプの自記式のチェックリストは，エピソードを尋ねるネタとしては有用だが，チェックリストの点数は必ずしも当てにならない．各々の質問項目が何を意味し，どんな具体例をイメージして尋ねているのかを，本人も家族もわかっていないことが多いからである．そのため，広汎性発達障害日本自閉症協会評価尺度（PARS）などは，専門の研修を受けた面接者が対面で1つずつ決まった形で尋ねていく方法を定めている．それは当然でありごもっともなのだが，それをじっくり行う時間とマンパワーが，筆者を始め多くの精神科外来ではないのが実情である．

　本人や家族が発達障害についてほとんど知らない状況であれば，まずは発達障害に関する本を少なくとも1冊，できれば2～3冊読むようにお願いする．そして，本のどのページのどの記載が本人と似ているか，どの記載は似ていないかを一つずつ，本に書き込みをして持ってきてもらう．その上で，その記載に似たエピソードとして，実際にどんなエピソードがあったのかを話してもらう．生活史上の具体的なエピソードを一つずつ教えてもらい，発達障害特性を一つずつ同定していく．発達障害特性がいくつか同定できれば，「白」ではなく，少なくとも「灰色」であることが判明する．灰色判明後も具体的エピソードの同定は継続し，本人の発達障害特性を細かく把握する「特性診断」へと視点を移していく．どの点が発達障害的で，どの点は発達障害的でないかを本人と家族が実感をもって理解してもらうことが大切である．

　筆者もよほど自信のある時には，「発達障害です」と言ったり，「発達障害は気にする必要はないですよ」と答えることもある．だが最も多いのは，「発達障害かどうか，ちょうど微妙なところです．言ってみれば灰色です．そしてあなたの場合，状況やストレスによって，発達障害の徴候は弱まったり強まったりすると思います」と説明するパターンである．これは先に述べたように「灰色」の幅が広いことも理由だが，自信をもって判断することが非常に難しいという側面もかなりある．

診断においては「灰色」を説明し，「発達障害の特性が確かにあること」と同時に，「定型発達の特性もかなりあること」の両方を理解してもらうことを筆者は重視している．その上で，診断書を書くかどうか，障害者手帳の取得や障害者就労へつなげていくかどうかを検討する．その際に最も重視するのは，「この人はこのままでやっていけるかどうか」である．発達障害特性がありながらも，それなりに仕事が続くなどの社会適応ができているならば，発達障害特性があることを自覚して，今後は家族などの周囲の人に「いくらか助けてもらいつつ生きていく人生」を勧める．するとそれだけで，その後は十分やっていける人もいる．その一方で，「灰色だが，この人は今のままでは，仕事にも就けず，周囲にも馴染めず，孤立して不安定な人生になっていく」と思われたら，障害者手帳などを受け，作業所や障害者就労，ヘルパーなどのさまざまな支援を受けるように勧めている．

　「診断は支援につながってこそ意味がある」わけだが，診断そのものが非常に有益である例も少なくない．それは，診断が「その人の人生のこれまでの困難や混乱を説明する」ことになる点である．子どもの頃から自分の目の前の状況や雰囲気などを理解することができず，周囲に溶け込むことができないまま，混乱のままここまで生きてきたが，それが何なのか，何がその理由なのかが「やっとわかった」と本人が感じるパターンである．「発達障害です」と言うほどでなく，「灰色診断です」と告げる場合でも，「あなたは発達障害の徴候を結構持っている．だから，状況がよくわからなかったり，混乱の毎日だったり，いじめられる理由がわからなくて，そういうつらい思いをしませんでしたか？」と尋ねると，深くうなずく人がいる．中には目に涙を浮かべながら答えた人もいる．

13）灰色事例の多様性

　灰色の発達障害の診断が簡単でなく，支援も一筋縄ではいかない最も大きな理由は，事例が「バラエティに富んでいる」からである．一般的にどんな病気や障害でも，最重症の事例はどれもよく似ている．反対に軽症事例になればなるほど，バラエティに富んでいる．コミュニケーションの障害ははっき

りあるのにこだわりはほとんどないとか，コミュニケーション障害はほとんどないのにこだわりが強いなど，いろんな場合がある．さらには，かなりこだわりがあるのに状況変化には結構強いとか，ある事柄には融通がきかないが，ある事柄はいくら変化しても大丈夫だとか，細部についてもバラエティに富んでいる．つまり非常に「個性豊か」なのである．

それゆえ，灰色事例においては「白か黒か」の白黒診断はほとんど価値がない．どこが発達障害的で，どこが発達障害的でないかを丹念に診ていって初めて本人の特性を掴むことができる．全体としては灰色だが，どこが黒でどこが白かという特性診断をしていくことが，その人の障害特性と個性に合わせたきめ細かい支援につながっていくことになる．

14）発達障害への拒否感が強い場合

本人や家族が発達障害を疑って受診したような例であれば，発達障害についての話題を出すことは困難ではない．だが，発達障害などとは思ってもいなかったり，発達障害を知らない場合には，発達障害の話題を出すことには慎重さが求められる．本人や家族の強い怒りや反発，否認や絶望を招く可能性があるからである．そのような例では，発達障害とはどんなものなのかを理解していないことがほとんどである．ではそれを説明すればよいのかというと，これが難しい．いったん反発が起きると，何度説明しても正しい理解はなかなか得られないからである．そのような場合は，一般論的な説明は失敗しやすいので，具体的な生活障害から話に入るほうが抵抗が少ない．例えば，「周りの人が笑ったけれど，何がおかしいのかわからなかったことはないですか？」と尋ねて肯定が得られたら，「どんなことがありましたか？」と尋ねて，具体的なエピソードを語ってもらう．「それは大変でしたね」とか「場の空気を読むとか言いますけど，難しいですよね」などと言って受容する．本人のつらさを受容し支持すると，その特性を本人が受け入れてくれやすくなる．何が得意で何が苦手かを尋ねながら，発達障害特性の各々の有無を同定していく．このようにして各障害特性の有無の確認が進めば「特性診断」が概ねできたことを意味し，診断の話題を飛ばして一気に支援の話に入ること

が可能となる．「その上司は話せばわかってくれそうなので，『僕は一度に多くのことを言われると混乱して理解できないんです．すみませんが一つずつ言ってください』とお願いしましょう」とか，「話ができる友達が一人はいるのだから，状況がわからなかったら，その人に尋ねて教えてもらいましょう．そして教えてもらえたら，丁寧にお礼を言いましょう」などと，「発達障害」という言葉を使わずに支援することが可能になる．筆者が灰色診断を提唱するのは，特性診断から支援の話に入りやすいからである．

15）白黒診断 vs 灰色診断

　灰色診断と言うと「正確な診断が正確な治療や支援につながる」という医学の基本を無視しているように誤解されることがある．これについて説明したい．中学生の学力診断を例にあげる．

　第1の考え方は，白黒をつける学力診断である．国社数英理の5教科の試験を行い合計点で診断する．「点数が高いので志望校のランクを上げることが可能です」とか，「この点では今の志望校は絶対無理です」「残念ですが留年です」とか，全体として白黒つける考え方である．学力診断の結果は「○か×」で得られる．試験というものの性格上，このようなみかたは必要であり，入学試験などは合否という白黒をつけるための試験であり，この考え方の最たるものである．

　第2の考え方は，白黒をつけるよりも中身を重視する考え方である．合計得点などについては言及せず，「分数同士の足し算において，分子同士，分母同士を足してしまっている」「英文法において，主格の関係代名詞は理解しているが，目的格の関係代名詞が理解できていない」などを学力診断結果として通知する考え方である．

　前者は白黒診断，後者は灰色診断および特性診断に相当する．両者のどちらが灰色事例に対する生活支援に有用だろうか．障害者として手帳を取るかどうか，などについては，前者が必要である．だが，具体的な生活支援に直結するのは後者である．

4 支援について

1) 診断から支援へ

　診断の話をしたら，診断によって，これまでの人生の混乱や困難が説明されるかどうかを尋ねてみる．「状況や人の気持ちが読めなくて困ったことはないか」「無視されたり，いじめられたりしたことはなかったか」などを質問する．そうすると，これまでのつらかった体験を話してくれることが多い．「私は発達障害なんかじゃないと思います」と言っていた人でも，涙を流しながら話してくれることが少なくない．つらかった話を聞いた上で，「これまで大変だったんですね」と言って労をねぎらうとよい．「これまで苦しかったのは，わからなくて，助けがなかったからです．あなたは悪くないし，ご両親も悪くない．これからは助けてもらう人生にしましょう」と話し，常に周りに相談しながら生きていく人生を提案する．

　障害者手帳を取得するなどの方向は嫌がる人もいる．発達障害の程度が軽い人であれば，それはそれで尊重する．ただその場合も，自分が灰色であることをまずは理解してもらい，定型発達者として生きていくのはなかなか大変で苦労が多いことを覚悟してもらう．できれば，周囲の人には灰色であることを知ってもらっておくことを勧める．その上で周囲の人に助けてもらいながら生きる人生を勧める．灰色であることを隠して誰にも告げずに定型発達者として生きることは，どこへ行ってもいじめられるなど，極めてつらい人生であることを説明する．「どこへ行っても理解してもらえず，いじめられる人生が続いても，大丈夫ですか？」という話をすると，「やっぱり手帳をもらったほうがいいですか？」と考え直してくれたりする．

2) 解説者

　受けるべき支援は，障害者手帳や障害者就労などの公的な支援だけではない．公的な支援は必要ない人も多い．だが，すべての灰色事例の人が必要としているものがある．それは「解説者」である．目の前の状況を正しく理解できないから苦労をするのであり，解説者がいてくれるとその苦労はかなり軽

減する.

　定型発達者は，周囲から多くの情報を得て，状況理解をしている．だが，発達障害がある人は，そのうちの一部しか情報が得られない．そのごく限られた情報ですべてを判断せざるを得ないから，判断や行動が間違ったものになりやすい．難聴者に対する補聴器を例に取れば，補聴器によって普段より多くの情報をその難聴者は得ることができる．解説者がいると，本人が把握できていない周囲の状況も，本人に伝えることができる．

　野球観戦を例にとる．野球に詳しい人なら，観客席で試合を見ているだけでも試合を詳しく理解することができるだろう．しかし，詳しくない者は，テレビやラジオの野球中継に登場する解説者がいてくれないと，試合の流れやこの勝負の見どころ，何が起きているのかなどを理解しにくい．観光地だって，歩きながら説明してくれるガイドの人がいてくれると，その観光地の良さをより深く理解することができる．発達障害の人は，言葉が通じない外国の観光地をガイドマップなしで見て回っている旅行者に例えることができる．目的の観光物が目の前にあるのに気付いてなかったり，全く別の物を「これが○○なんだ．でも何だか今イチだなあ」などと思っている旅行者である．そして，その国の習慣や常識もわからないので，知らずに失礼なことをしてしまい，怒られたり無視されたりするのだが，その理由がわからず，「この国の人はいじわるな人ばかりだ」と被害的に思い込んでいる旅行者である．彼らには「人生の解説者」「人生のガイド役」が必要なのである．

　最も理想的な解説者は，発達障害の人と24時間行動を共にして，同時通訳のように状況を解説してくれる人であろう．小人が肩の上に座って，常に耳元で解説している，というのが理想であろう．だがそうしたことは現実には不可能である．現実的には半日ごとや1日ごとに解説している人がいてくれるとありがたいが，それも簡単ではない．2週間に1度，1か月に1度の面接であっても本人の困ったことを話してもらい，解説が得られると本人としてはかなり助かるだろう．心理士やソーシャルワーカー，作業療法士や作業所指導員，ジョブコーチから上司や同僚，スクールカウンセラーや教師，そして友人や家族に至るまで，本人に関わるすべての人がこの解説者になる

ことができる．生活の中で自分の周囲の人に解説者になってもらうように本人と家族に説明する．些細なことでよいから，相談したら楽になったという経験を積み重ねることが大切である．手帳などの公的な支援までは要らない人であっても，解説者が必要であることは同じである．発達障害の人の中でも特に灰色の人は，この解説者が重要であり，解説者の効果が大きい人であると思われる．解説が得られると人生が楽になることを知ってもらい，解説者に相談しながら生きていくことができれば，これまでのつらい人生が変わり始めるだろう．

解説といっても，難しい事柄を扱うのではない．例えば，「さっき頼んだ仕事は適当にやっておいて」と上司に言われたが，その「適当」がどういうことかがわからなくて，本人は苦しんでいたりする．状況からわかるなら解説してあげたり，上司に尋ねてみるよう勧めたり，その場で上司に電話をして尋ねてあげたほうがよい場合もあるだろう．友達に「バカだなあ，教えてあげるよ」と言われた「バカ」という言葉が頭から離れずに苦しんでいる人もいる．それが親しみの表現であることを知らないのである．そういうことを放置したまま，それらが積み重なっていくと，被害的になったり，こだわりが強くなったり，遂にはパニックを起こしたりするのである．

3) 解説者と指導者

発達障害者に対する支援として，多くの指導が行われている．指導は必要でありとても重要であるが，行動を指示する「指導者」よりも，状況を解説する「解説者」のほうが灰色事例には重要である．発達障害者の行動に周囲の者が困ってしまうことはよくあるが，問題なのは彼の行動という「出力」の問題なのか，それとも状況把握のズレなどの「入力」の問題なのか，どちらであろうか．それはおそらく入力ではないだろうか．状況が把握できないから，行動が適切でないものになってしまいやすい面がかなりあり，解説者によって情報の入力のズレがなくなれば，問題行動の多くは改善されるのではないだろうか．

例えば外国に行ったとする．すると，現地の常識に反した行動をしてしま

うことは避けたい．もしもそういう行動をしそうになったら，それを止めてくれる人がいると助かるだろう．正しい行動を「〇〇せよ」と指導してくれると助かる．だが，それよりももっと助かるのは，できれば同時通訳してくれて，表情を読むことも含めて状況を解説してくれて，その国の常識や慣習も解説してくれる人がいてくれることではないだろうか．

「指導者よりも解説者」を筆者が主張するのはこのためである．「命令される」ばかりでは，誰でも嫌になってしまいやすい．指導への反発も起きやすい．だが，解説者であれば，抵抗を受けにくい．特に灰色の人は，解説があれば指示はかなりが不要になることが多い．「解説者はほしいが，命令する人は要らない」と思うのは我々だって同じである．指導者よりも解説者のほうが，良好な支援者被支援者関係を作りやすい．

4）相談できる人になってもらう

発達障害に限らず，最も周りが困るのは，「支援が必要なのに支援を拒否する人」ではないだろうか．そして，発達障害の場合，「必要な支援を本人が拒否する」ことは少なくない．最も対応に困るのが，助言や指導を聞き入れず，独断専行で断固として行動する人である．だが，これも本人の立場になって考えれば無理もない．そのような人は，「支援を受けてよかった体験」や「相談して助かった体験」をほとんどもっていない．相談してもイジメられた体験や，本人の気持ちに配慮しない強圧的な指導によって，「相談して支援を受けると人生がうまくいく経験」をしていない．「子どもの頃に友達はいましたか？」という質問に対して，「友達って何ですか？ 僕のランドセルに泥を入れる人たちのことですか？」と答えた人がいた．その人の中には「友達」という概念が育っていなかった．「この世には，友達というとてもありがたいものがある」ということを，「人は助け合うことができるのだ」ということを彼は教えてもらえていなかったのだ．

であるから，支援の基本は，「相談したら解決した」「支援を受けたら楽になった」という体験を積み重ねて，「困ったら相談する人」「困らなくても何かと相談する人」になってもらうことである．障害が重くても，「相談できる

人」はそんなに困った事態にはなりにくい．逆に，本人にかなりの能力があっても，また障害は軽くても，「相談しない人」は大変な困難に直面することになりやすい．それを分ける最も重要な点は「相談してくれる人」かどうかなのである．そのためには，「支援を受けてよかった」という体験の積み重ねが必要である．解説者の姿勢は，抵抗を受けずに支援のありがたさを感じてもらいやすい．

灰色事例では，公的な支援までは必要としない人も多いが，「相談してくれる人」にはぜひともなってもらうことが必要である．相談してくれる人になってもらえたら，障害が重くて，今は大きな問題があったとしても，どうにかしていくことができる．本人に対して，「生活の小さなこと，何でもよいので，周囲の人の協力を得て，解説をしてもらい，できないことは助けてもらいましょう．そうすることであなたの人生は穏やかなものになります」と説明したい．

5) 助けてもらう人生 vs 戦う人生

発達障害の予後を決めるのは障害の重さではない．知的障害も伴う人が，作業所や障害者就労で安定して働いていることは少なくない．一方，国立大学を卒業しながら，家の中に長年引きこもっていたり，強迫や食べ吐きなど嗜癖系の泥沼にはまっていたり，年老いた両親を暴力で支配していたり，迷惑行為で警察沙汰になったりなど，どうにもならない人生になってしまっている人はかなりいる．予後を決めるのは障害の重さではなく，「助けてもらうパターンを身につけたかどうか」である．

発達障害であるとの確定診断でもよいし，灰色診断でもよい．とにかく，「自分には得意なところもあるが，苦手なところもあり，苦手なところは助けてもらったほうが楽に生きられる」ということを知ってくれた人は，解説者や周囲から生活上の「非公的な支援」を受け，人によっては手帳や作業所などの「公的な援助」も受けるようになる．すると予後は変わり始める．

解説者を得て，「助けてもらう人生」になると，状況への解説が得られる→状況を理解する．解説があると得だと実感する→本人から相談してくれるよ

うになる→イジメやパニックが回避される→本人のペースで作業や就労も可能になる→自己価値観が上がる→周囲と助け合う穏やかな人生→発達障害特性も目立たなくなる，という好循環が回り始める．

　一方，助けてもらわない人生では，解説者がいないので状況が理解できない→状況がわからない．相談もしない→独断専行で行動する→トラブル，イジメ，パニックが頻発する→本人は混乱し自己価値観も低下する→「人は信用できない」「この世は敵だらけ」だと認識する→「周囲と戦う人生」となる→二次障害（精神疾患など）が起こる，という悪循環からなかなか抜け出せなくなる．

　重い発達障害よりも，灰色の発達障害のほうが，この悪循環にはむしろはまりやすい．悪循環を避け，好循環に乗せることが，発達障害支援において最も重要な初期目標である．そのためには，まず誰かが解説者となり，「この世には解説してくれる人がいる」ということを知ってもらい，助けてもらうと日々の生活がいかに楽になるかを体験してもらうことが大切である．そしてそこで得られた信頼関係をテコにして，さまざまな支援によって好循環を回していく．筆者らはこれを「大人の療育」と呼びたいと考えている．

6）助け合う

　まずは周囲に相談し，助けてもらうことが重要であるが，目指すのは「助けてもらうだけの人生」ではなく，周囲の人と「助け合う人生」である．「発達障害がある人が周囲の人を助けるなんてできるのか」と思うかもしれないが，いくらでも方法はある．本人の特性に合わせた方法を考えるのが，治療者の腕であろう．

| 事例2 |

　中学3年生．自閉症スペクトラム．本人への精神療法として，「助け合う人生」について話をしていた．彼が筆者に「僕も人を助けてあげたいけど，どうしたらいいですか？」と尋ねた．それに対して筆者は次のように話をした．

「君は何が得意かな？　この前，教室にゴミが落ちているとそれを拾うようにしていると教えてくれたよね．それってとっても良い行いだね．これを使ってみよう．ゴミが落ちていても，拾わない子も多いけど，君は拾う．これを続けよう．教室に落ちているゴミが減り，みんなが助かる．君はみんなを助けるんだ．君にもできることはいっぱいあるんだよ」

それ以来，彼は今まで以上に教室のゴミを拾うようになった．その後，彼が拾うゴミの量が増えた．教室に落ちているゴミの量が増えたのだそうだ．教室の後ろにかなりの量のゴミが落ちていることもあるのだと言う．どうやら，彼が拾っていることをわかった上で，わざとゴミを床に捨てている生徒がいるようであった．担任の教師に連絡することも考えたが，「最近は，ゴミが増える季節なのかもしれないねえ．君はとても頑張っているし，君のことをありがとうって思っている子もいると思うから，続けよう」と言って彼を褒めて励ました．ゴミの量は一時的に増えたが，それから減り始めた．ゴミを増やしても黙々とゴミを拾い続ける彼を見て，ゴミ捨てを続けることができなくなったようである．また，彼の行動を支持して彼の味方をしたり，彼をイジメから守ってあげようとする生徒がクラスに現れ始めた．彼の愚直なゴミ拾い行動は，彼自身を守っただけでなく，弱肉強食のクラスの雰囲気を，助け合うクラスに変えたのである．

7）助け合えば薄まる

筆者は助け合いを勧める際には，次のように言葉を添えることにしている．

「あなたは苦手なところもあるけれど，得意なところもある．その得意なところは人のために使うこともできる．あなたはみんなに助けてももらうけれど，あなたが人を助けてあげることもできる．これからのあなたの人生は，人と助け合う人生にしましょう．これまであなたは頑張ってきた．一人で頑張ってきた．だから人と戦うことも多かった．でも戦っても，いじめられたりして，つらいことが多かった．とても苦しかった．これからのあなたの人生は助け合う人生にしましょう．孤独で苦しい人生はもう終わりにしましょう．そして，助け合う人生にももう一ついいことがあります．助け合う

人生を続けると，あなたの発達障害的な特性は薄まっていきます．なくなるというわけではないけど，目立たなくなっていきます．逆に，一人で戦うような人生を続けると，あなたの発達障害的な特性は目立って強まります．発達障害は治るというものではないけど，薄めていくことはできます．周りの人と協力して，少しずつ薄めていきましょう．私はそれを手伝いますから」

5 凸凹と現代社会

　我々の社会は，成長するにしたがって多くの能力を求められるようになる．平社員の時は与えられた仕事だけをしていればよいが，管理職になると交渉力や人事管理力，人を育てる能力，部署全体を見る力など，さまざまな能力を求められるようになる．職人的な能力を買われて就職したはずなのに，対人関係能力がないと結局は出世できない．医師の場合も，医師としては優秀であっても，院長になれば経営能力や管理能力が求められ，「あの先生は良い医者だったのに，偉くなってからはダメねえ」と言われたりする．大学病院で働く医師であれば，外来，病棟，当直や夜間の緊急呼び出しなど診療だけでも大変なのに，同時に受け持ち患者数や病床稼働率など，採算性や収益性も求められる．それだけでも疲弊するのに，定期的に研究業績を厳しくチェックされ，「研究業績をあげられない者は大学にいる意味はない」と言われて叱咤される．そして，学生からの授業評価など，教育についても高いレベルを求められ，評価される．つまり，どの業界でも「万遍なくすべての領域について高い能力をもつこと」が求められている．昔であれば，職場には「○○は得意だが，△△は全然できない」職員が結構いたと思う．けれど，お互いが凸凹をカバーし合うことで職場全体として仕事が進み，凸凹職員もそれなりの価値を認めてもらえていたように思う．昔のほうが，凸凹に対する許容性があったのではないだろうか．我々が「現代社会は住みにくい」と感じるのは，凸凹なくすべての領域で高い能力を求められることが，かなりあるためではないだろうか．そして，凸凹のない能力を求められる状況に最も苦しさを感じているのが，発達障害の人たちなのである．

　スポーツで考えてみよう．プロ野球において，投手としていかに優れてい

ても「打撃成績も良くないとダメだ」となったらどうなるだろうか．投手にそんな能力を求めたら，大半の投手は現役を引退せざるを得ず，中途半端な能力の投手しか残らないだろう．一芸に秀でた職人の集まりが，全体として大きな力を発揮するのであり，器用貧乏が大勢集まっても大きなことはできないのではないだろうか．半径が同じの円形のカードは何百枚重ねても，大きさは同じである．だが，三角形や星形，棒形から紐形まで，あらゆる形のカードを多数重ねあわせると，全体としてはとても大きくなる．「助け合う」という前提さえあれば，凸凹が著しい人たちの集団のほうが，均一集団よりも大きな仕事ができる可能性があるのだ．「助け合うという前提さえあれば，凸凹がたくさんあるほうが能力としての武器になるんですよ」と筆者は患者と家族に説明したりする．凸凹がある人が生きやすい社会とは，すべての人にとって，生きやすい社会なのではないだろうか．発達障害臨床の最終目標は，その人の個性や持ち味が認められ，凸凹が許容される生きやすい社会の実現である，と筆者は信じている．

6 おわりに—発達障害の位置付け

最後に，精神医学における発達障害の位置付けについて私見を述べたい．近年，統合失調症をはじめとする多くの精神疾患において，古典的病像とは違った非定型の病像の症例が増えている印象がある．そして，第3章で青木も述べているように，発達障害特性を基盤にする症例は非定型病像を呈しやすい．例えば統合失調症の診断基準を満たす症例であっても，古典的な統合失調症もあれば，発達障害を基盤にした反応性精神病と考えたほうがすっきり理解できる症例もある．その境目ははっきりはせず，古典例から反応例まで「スペクトラム」状に分布している．現在の精神医学は，非定型症例をどう理解しどう分類したらよいかに困惑しながら，診断基準で無理矢理に診断している．

前述したように，濃淡の差はありながらもすべての人は発達障害特性を部分的にもっている．そういう意味で「すべての人は（灰色の）発達障害」である．筆者は学生への授業において，「あなたも私も発達障害特性をもってい

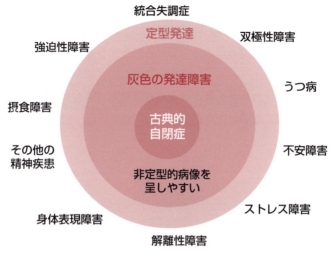

図1-3 発達障害と他の精神疾患の関係

る. 人類みな発達障害なのです. 自分は健常者だと叫んでみたところで, どんぐりの背比べなのです. ならば, 白か黒かの境の壁を取り払い, 自己の内なる発達障害を受け入れ, 障害のあるもの同士, 互いに助け合って生きていこうではありませんか」と呼びかけている.

これまでの, そして現在の精神医学体系は, 発達障害と診断される人を除くと, 定型発達であることを前提にして診断分類を行ってきた. しかし, 人類みな(灰色の)発達障害であるならば, この前提は崩れる. 統合失調症, うつ病, 不安障害などと並列して発達障害があるのではなく, すべての精神疾患のベースに発達障害がある, と考えたい. DSM-Ⅳの多軸診断でいえば, 発達障害を主診断の第Ⅰ軸でなく, 知的障害およびパーソナリティ障害の有無を診断する第Ⅱ軸で診断する, という発想が有用である.

視覚的なイメージとしては, 平面直交座標系において, x軸を発達障害の程度とし, y軸を(発達障害以外の)精神科診断だと考えるのが1つの方法である. ただその場合, x軸の発達障害の程度が強くなるに連れて臨床像は古典的な自閉症像に収束し, y軸診断による違いはなくなっていく. したがっ

て，視覚的イメージとしては直交座標系よりも古典的な自閉症を原点とする極座標系のほうが適している．筆者の考える発達障害の位置付けを図1-3に示す．図において，円の中心から離れるほど，発達障害特性が弱まり定型発達になる．

　発達障害は，我々の精神科臨床に強烈な課題を突き付けるが，精神医学の発展にも寄与する．筆者はそう信じている．

第2章

症例集

1 ▶字義通りの行動で警察に通報された50代男性

名前を言うと逮捕されてしまう？

受診の経緯

　その50代の男性は瀬戸内海の小さな島に生まれ，生活していた．地元の中学校卒業後は両親と一緒に漁師として生活していた．

　10年ほど前に，同じ島在住で友人の店に勤務していた独身女性に付きまとい警察沙汰となってしまった．警察に「そのような行為はおかしいから精神科で診てもらえ」と言われ当科を受診している．その当時の診断は「未熟性パーソナリティ障害」とされており，一度きりの受診で担当医に「未熟な部分が多いので周囲の意見を聞いてから行動するように」と言われ，その旨がカルテに記載されていた．

　その女性とはそれきり顔を合わすこともなく10年間生活していたが，あるとき友人から女性が島のとあるところに居候しているらしいという情報を聞いた．友人に「久しぶりに訪ねてみろ」と言われ家を訪問するが，出てきたのはその家の家主であった．「何でしょうか？」という家人の問いかけに「いや，別に…」といったやりとりを何度か繰り返しているうちに，さすがに家主も怪しく思い警察に通報した．駆けつけた警察官に連れられ交番で事情聴取となったが，おどおどと言動が怪しいので精神科で診てもらうようにと再び言われ，遠路はるばる当科を10年ぶりに受診した．

診察でわかったこと

　予診をとった研修医は，「まとまりも悪く，一連の行動も妄想に支配され動いているような印象」とのことであった．本診で実際に会ってみると確か

にまとまりが悪く，出来事のストーリーがわかりにくく滅裂思考を疑ってしまう．しかし，よくよく聞いてこまめに確認すると，滅裂でないことがわかってきた．そこで，紙に登場人物を書いてもらい説明してもらうと見事にきれいなストーリーができあがり了解可能であった．その内容は次の通りであった．

女性が住んでいるであろう家を訪れ，「何の用でしょうか？」と聞かれ「いや，別に…」と返答していた理由は，10年前に警察で事情聴取された際，最後に警察官に，「小さな島だから変な噂が広まってしまうと彼女は住めなくなってしまう．だから，お前は一生彼女の名前を口にしてはいけない．口にしたら逮捕する！」と説教され，それ以来本人はその言葉を忠実に守り，出て来た家主にその女性の名前を言わなかったとのことであった．

さらに，今回のことを交番で事情聴取された際に，誰に会いに行ったのかと質問されたが，「名前を言えば逮捕されるので言えない」と返答したところ警察官は，「言わなかったら逮捕する！」と怒ったそうである．本人は言っても言わなくても逮捕される状況にパニックになり，本当に困り果て，名前を言っても絶対に逮捕しない約束をした上で正直に答えたとのことであった．

あまりにも字義通りに受け止めていたことが起こしていた問題であったため，10年前のことを改めて尋ねた．すると，友人の職場を訪ね，そこにいた女性にデートの申し込みをしたが，「ちょっと用事があるので難しい…」と体よく断られた．しかし，本人は用事があると言われた翌日に職場を再び訪れ，再度デートを申し込んだが，「もう来ないでと言ったはずだ」と怒られてしまった．怒っている理由がわからずよくよく考え，女性が髪を切っていたため「髪を切ったことに気づけていなくてごめん」と謝ったが，「もう関わらないで！」とさらに怒らせてしまった．あわてて逃げ帰るも申し訳ないことをしたと家まで謝罪にいったところ警察に通報された，というのが10年前の事の成行きであった．

どう考え，どうしたか

生育歴などの詳細は不明だが，本人によると小さい頃から融通がきかず非

常に「真面目」と言われていたそうである．真面目だが文脈が読めず，絵に描いたような字義通りの行動をすること，状況説明の拙劣さなどから発達障害の特性を持ち合わせていると考えた．ただ，小さな島で毎日漁という仕事をコツコツとする環境では彼の特性はむしろ「勤勉な働き者」と評価されていた可能性がある．

　男性には治療が必要な状態ではないことを伝え，その女性には関わらないようにして，今までどおり毎日漁に精を出すように，具体的にはっきりと指示した．男性は素直に頷いて「わかりました」と述べた．また，困ることがあったら，行動する前に再度受診して相談するように指示して診察を終えた．それ以降来院はない．

📝 考察

　診察後，研修医に次のような寓話を話して聞かせた．あるお坊さんが弟子を連れて旅をしていた．お坊さんは馬に乗っていたが風で帽子が飛んでしまった．それに気付かずお坊さんは進んでいくが，途中で帽子がないことに気づいて後ろからついてくる弟子を叱った．「私の後ろに落ちたものは何でも拾うように！」と．目的地について弟子を振り返ると両腕いっぱいに馬の糞を持った弟子がいた，という笑い話である．男性もこの寓話同様，字義通りに行動した結果の受診であったと考えられる．

　本症例のポイントは，何といってもこの「字義通り」の理解と行動である．本症例ほどでないにせよ，かなり「字義通り」の理解をしているのに，周囲の者がそれに気づいていない例が少なからずある．一見，理解困難な患者の行動が，「字義通り」というキーワードで考えると，謎が解けたように理解できることがある．そして，このような患者に対しては，一度指示したことは，長きにわたり字義的に頑なに守られると予想して対応するべきである．

　もう1つのポイントは，よくよく話を聞いてみることの重要性であ

る．発達障害特性をもつ患者の多くは，状況理解と状況説明が苦手である．したがって，話はまとまりを欠き，滅裂に思われやすい．統合失調症の患者の話がまとまりを欠く場合は，よくよく話を聞いても，やはり了解困難なことが多い．そしてとことん話を聞く姿勢は症状を悪化させ，治療的でない場合もある．しかし，発達障害特性をもった人の話は，まとまりが悪くても，よくよく話を聞くと，ある時点で「なるほど，そういうことだったのか」とすっきり理解できることがよくある．そして，ゆっくり時間をかけて説明したらわかってもらえたという体験は治療的にも重要である．発達障害の臨床においては「じっくり話を聞く」ことに時間がかかっても，その時間と苦労は「報われ」やすいことも留意しておきたい．

2 ▶身体のあちこちの不調を訴え続けた60代男性
こだわりエネルギー

受診の経緯

男性は，著しい体重減少と身体のあちこちの不調を訴えて，内科を受診したが，精査をしても異常なく，心理的なストレスの関与が疑われて，当科紹介となった．冬なのにサングラスをかけており，周囲に溶けこまない一種独特の雰囲気をかもしだしていた．男性が強い対人不安か恐怖を感じているのではないかと感じさせるものであった．

初診時

体重減少をはじめとして，めまい，ふらつき，身体のあちこちの痛みなどを訴え，「めまいがすると，それが悪い病気ではないかと気になりはじめ，そのことが頭から離れずとても心配になる」と話した．いつも不安で，時に過呼吸を起こしているだけでなく，抑うつ気分を認め，いろいろなことを悲観的に考えていることもわかった．イノシシ事件後（後述），お金がないと悲観的になり，中学生頃から収集していた古銭や切手を売ってしまったり，退職金で買った釣り船を売ってしまったということであった．今は，畑仕事だけが楽しみだが，身体の不調のためできないということであった．

これまでの経過

〈イノシシ事件〉

男性によると，2年前の夏には，体重は70 kgあった．好きな畑仕事を一生懸命にしていたが，ある日，「明日はこのサツマイモをとって農協に出荷し，家でも天ぷらにして食べよう」と妻と話して帰ったその夜に，サツマイ

モをイノシシに全部食べられてしまい，その後から，食欲不振，過呼吸，抑うつなどが始まった．身体のあちこちが不調になり，いろいろな科で診てもらったが，特に異常はなかったという．

体重は減り続け，X-1年秋には60 kgになったため，悪性腫瘍の精査もかねて総合診療部を受診したが異常なく，当科紹介となった．

〈「機械のお医者さん」時代〉

元々，機械の修理をするベテランの機械工（職人）であった．機械には誰よりも詳しく，同僚からは「機械のお医者さん」と呼ばれていた．深夜でも機械が故障すると呼び出されていたという．機械には詳しかったが，（地方で生活する人には必需品である）車の運転はできず，いつも妻に乗せてもらって「往診」していたという．

勤めていた当時も，心配なことがあると，そのことを考え続けるという傾向があり，ある職場の事故の後に，（直接本人の責任ではなかったが）そのことを考え続け，食事ができなくなり，落ち込んだ時期があったという．

この辺りまで話を聞いていて，男性には，一つのことに集中する力（没頭する，熱中する力）があり，それが機械の修理や畑仕事に向かうと誰にも負けない力としてプラスになるが，それが身体の不調などに向かいはじめると，そのことばかりが気になりはじめ頭から離れないというマイナスになると感じ，このこだわりエネルギーの向く先が問題であると感じた．

発達歴，自閉症スペクトラム特徴

男性と妻によると，元々，人付き合いは嫌いで苦手で，一人遊びが好きだったという．妻が，「お母さんが，小さい頃は一人で風船で遊んでいたと言っていた」と言う．結婚後は，近所や親戚との付き合いは妻が全部やっていた．診察時，妻と男性の会話は，男性のボヤキに，妻が突っ込むという絶妙なものであり，関西の味のある夫婦漫才を聞いているようであった．長年，妻が男性の口下手（コミュニケーション）を補完していたが，それが一種の芸の域にも達しているように感じた．

会話の一例を出してみよう．

🔴 妻　：不安がある．私が外に出るのに，しんどくてもついてくる．いつも一緒にいるのだから，外にまでついてこんでもええのにな…．
⚫ 男性：ついていかんと，自分が「ふわっ」となりそうで…（照）．
🔴 妻　：そんなすぐに死なんわ．こっちがストレスじゃ…（笑）．

というような具合である．

それだけでなく，幼小児期からの極端な偏食があり，毎食同じ食べ物を食べ続け，しばらくすると違うものに変わりそれを食べ続けるという．また，目がチカチカするなどの，光や触覚への感覚過敏を認めた．

どう考えて，どうしたか

幼小児期より，社会性の障害（人が苦手，一人遊び），コミュニケーションの障害（口下手），こだわり（収集癖など）があり，発達障害圏の可能性があった．しかし，会社勤務時代は，手先の器用さや空間認知などに優れ，「機械のお医者さん」として，こだわりエネルギーを仕事に活かし，大きな破綻はきたさずに生きてきた．退職後も，そのエネルギーを畑仕事に注いでいたが，イノシシ事件の後，破綻をきたし，こだわりエネルギーが身体の不調に注がれるようになったのではないかと考えた．

そのようなことから，治療と援助は，こだわりエネルギーの注ぐ方向を，身体から別のものに切り替えることではないかと考えた．そこで，中断していた畑仕事の再開と，もう一つ趣味を探すことを提案したのであった．

その後の経過

2週間後の受診では，食欲も回復し，「身体の調子は，すっかりよくなりました」と話した．だが，それが続くというわけではない．こだわりエネルギーはしばしば，身体の不調に向かう．ある日の診察では，「先生，毎日，午後4時になると，血圧が200近くまで上がるのが2週間続いています．しんどくてたまらない．脳卒中にでもなるのではないかと心配で，心配で…」と言う．尋ねてみると，ある日午後4時頃にしんどくなって近くの内科を受

診したところ，血圧が 200 mmHg あり，「○○さん，大丈夫？ 血圧がずいぶん高いね」と看護師さんに言われたらしい．それ以来，自分の血圧が気になり，朝起きてから，何度も血圧を測っているのだという．朝から夕方に向かって，血圧は徐々に上昇し，毎日 200 mmHg という結果になったのであった．そこで，血圧は緊張すると上昇し，上昇した数字をみると，更に緊張し上昇するという悪循環になりやすいことを話した．そして，緊張をほぐすようにと抗不安薬をごく少量，朝食後に処方した．以後，血圧の上昇はピタッと治まった．その後，こだわりエネルギーの向きがどうかを確かめ，マイナスのほうに向かっている場合はそれをプラスに向け直すことが筆者の仕事になっている．

> **考察**
>
> 　些細な身体の不調などがこびりつくように気になり心気症状や抑うつ症状に発展する高齢者を診ていると，ある時期（定年退職など）までは，こだわりエネルギーが専門的な領域（技術者，研究者，職人など）に向けられ，周囲からその仕事を高く評価されていた人が少なくない．こだわりエネルギーはプラスにもマイナスにも向かうものであり，いかにマイナスからプラスに向けるかが大切になる．特に，高齢者の場合には，こだわりエネルギーを趣味だけでなく，彼らの高い専門技術を若い人に伝えることや，現役時代に培った技術をボランティアとして活かすことなどの発想も有用になる．
>
> 　また，一見プラスに向いたこだわりが，些細な身体変調や出来事を契機に，再びマイナスに向かうことがある．その際，早い時点で症状について論理的に説明すると，予想以上に納得が得られ，プラスに向け直すことができる場合がある．

3 本人と両親のコミュニケーションの通訳

▶統合失調症と診断されてきた30代女性

受診の経緯

　女性は，小児期より大人しい性格で人付き合いは得意ではなく，友人は少なかったが，仲の良い友人は数人おり両親には特に心配されていなかった．学校の成績は平均以下でやや習得に時間がかかるほうだったが，普通科の高校を大きな問題なく卒業した．

　高校卒業後は地元の短期大学に進学し，おとなしく目立たなかったが，順調に卒業して事務員として就職した．就職後数か月した頃より「職場の同僚に悪口を言われている」「周りから見られている」という訴えと，自宅での独語，家族への暴言が出現し，クリニックを受診，統合失調症として加療された．休職および薬物療法にて症状は短期間で改善するが，復職後しばらくして症状が再燃するという状態を繰り返していた．

　その後も，自分で見つけてきた事務所の受付などの非常勤の仕事を転々としたが，仕事や対人関係上のストレスが強まった時，家族と口論になった後などに被害的訴えや独語，易怒性などの症状を呈し，過食も一過性に呈した．買い物の衝動が高まり，両親のお金を無断で使用して洋服を100万円以上も購入した．このことが両親に知れたことがきっかけで，自宅で口論となり本人が興奮状態になったとのことでクリニックより入院目的で紹介された．患者は入院に対して拒否的で，家族と激しく口論をするなど暴言，強い興奮，家族に対する被害的な念慮を認めたため，統合失調症として医療保護入院となった．

入院時

「監視されている」「両親のほうがおかしい」「入院は両親がしたらいい」などと興奮し，特に家族に対しての怒り，暴言を認めた．「悪口を言われているような感じがする」と幻聴様の訴えもあった．金銭問題に関しては「いろんな我慢の反動が出てたくさん買ってしまいました．良くなかったと思う」と話した．内容は一方的で，幻聴や被害関係妄想様の訴えはあるものの，状況依存的，場当たり的なもので，典型的な統合失調症の症状とは異質なものと感じられた．

入院後の経過

入院翌日には興奮，易怒性などは目立たず，病棟の環境や他者に対して緊張した様子で，不安感が強い状態であった．入院生活においては毎日決まった時間に長時間の洗顔や手洗いをする行動を認めた．他の患者との交流はほとんどなく，毎日ほぼ同じリズムで自室内で過ごした．入院後1週間ほどで不安・緊張は緩和し，病棟でも穏やかに過ごせるようになった．入院時よりアリピプラゾール12 mg/日の投与を行っていたが，薬物療法に反応したというよりは，環境要因で症状が変動している印象であった．家族との面会時には怒声をあげ，家族もそれに応戦し，収拾がつかなくなることが何度もあった．母親は，「この調子でいつも興奮するので病気が治るまで入院させてください」と強く主張した．患者本人は，「自宅では家族にいつも監視され，わけのわからないことを大声で言われて責められる」と自宅で過ごすつらさを訴えた．

生活歴

薬物で落ち着いた印象がなく，状況依存的に状態が大きく変化するなど統合失調症としては典型的でないこと，他の患者との交流がないこと，本人なりの生活リズムを持っていることなどから，発達障害があるのではないかと考え，改めて母親より幼少期からの様子を教えてもらうことにした．すると，幼少期より大人しく一人遊びをしていることが多かったこと，音に敏感

で人が多いところや音の大きいところは苦手だったこと，またにおいにも敏感で母親の化粧水の瓶で何時間でも遊んでいたこと，とても頑固で融通が効かず言い出すと聞かなかったこと，などがわかった．

　女性との診察では，パワーストーンを集めるのが今でも好きで部屋にたくさん並べていること，地図を見るのが好きで何時間でも見ていられること，学生時代から集団の中に入るのは苦手で複数人での会話になると話の流れについていけず，他の人が自分のことをどのように思っているのかが不安で顔色ばかりうかがっていたこと，仕事でも同僚たちとの会話についていけず，上司からは早口で大きな声でいつも責められている感じがしていたこと，一番楽しかった仕事はビラ配りだったが両親にちゃんとした仕事につくように言われて苦しかったこと，といった内容の話を聞くことができた．

　また，自宅では両親は怒り出すと大きな声で回りくどい話ばかりをするので，女性としてはまるで「別の国の人と話をしている」かのように理解できないことが多く，生活リズムや部屋の掃除のやり方などにも干渉されて心が休まることはなかったこと，思いがうまく伝わらず両親の考えを押し付けられる感じがして腹が立っていたこと，なども女性の口から語られた．

　以上の情報は，発達障害があることを支持するものであった．発達障害ならば薬物療法は治療の中心ではなく，環境調整が重要となる．そのためには家での生活をつかんでおく必要があるため，自宅訪問を行うことにした．

自宅への訪問

　退院するために必要なことだと説明して，女性と両親とともに自宅を訪問した．患者の部屋のベッドの上には大量の洋服が驚くほど綺麗に畳まれ，ずらっと並んでいた．さらにその服の値札がすべてコレクションとしてファイリングされていた．棚の上には，いくつもの化粧水が種類ごとにカゴに収納され美しく並んでおり，その横にはビン詰めされた多種の飴玉が並んでいた．女性によるとすべての物は置く位置が決まっているのに，母が勝手に掃除をするので腹が立つのだと言う．母親は，家の中には不必要なものは何もなくきっちり綺麗な状態にしておきたいのに，女性の部屋だけが物だらけで

我慢がならないとのことだった．

どう考えたか

　これまでの情報から，女性は物や生活リズムなどに関するこだわりがとても強く本人なりのペースを乱されることが苦手であること，両親に生活の干渉をされることが精神的に不安定となることにつながっていたこと，対人関係は苦手で集団の中では他者の意図や思いを理解することに困難さがあり，そのために他者に対して被害的となりやすいこと，聴覚などの感覚過敏が強く，両親の大声で早口でまくしたてるような話し方が苦手で，また両親の回りくどい話し方も相まって話の内容が理解できず，十分なコミュニケーションが取れないために両親に被害的になりやすいことがわかった．さらに，困っていることを他者に相談することができず，一人で不得意な仕事を探してきては職場で不適応を起こし，精神的に不安定となることを繰り返してきたこともわかった．

　これまでは治療の中心は薬物療法であり，本人の発達障害特性に配慮がなされていない両親の介入や，本人の特性に合ってない職場の環境などが負荷となり，被害的念慮，興奮，独語などを呈してきたと考えられた．

その後の経過

　両親と女性のみでの話し合いでは女性のコミュニケーション障害の問題から十分な意思疎通を取れていないことがわかったため（女性いわく，「別の国の人と話をしているみたい」），両親に対し，女性と話すときには小さな声でゆっくりと簡潔に話すのがよいことを伝えるとともに，大事な話し合いをする時は両親と女性のみで話し合わず，主治医が間に入りお互いの考え，状況を整理していく形，いわば主治医が「通訳をしていく」ように面談を行っていくこととした．また，今後の仕事の選択などの生活面についても女性一人で決めるのではなく主治医などと相談をしながら決めていくことを確認した．両親と女性がお互いの生活スタイルや物などへのこだわりなどをできるだけ尊重して生活することについても話し合った．

退院後，ときに両親と口論となった折に独語や大声を認めるものの，以前よりはその頻度は減り，抗精神病薬は頓用以外中止することができた．通院は，毎回違う服を着てやって来た．それなりにファッションセンスはあるようだと感じたが，尋ねてみるとショップでは自分で選ぶというよりも，ショップの店員が勧めた服を一式その組み合わせのままで購入し，必ず購入時の組み合わせで着るのだと言う．ただ，洋服は多数持っているものの，それを他者に見てもらいたいとか，褒めてもらいたいという意識は感じられなかった．

　母親が女性の生活リズムに干渉する傾向は続いたが，女性と両親を交えた話し合いを主治医が仲介した上で行うことで，お互いが意思疎通をうまくとれないことに起因した混乱や，生活上のこだわり，同一性保持が乱されることに起因した独語や暴言などは減っていった．女性と相談の上で，比較的対人交流が少ない電子部品工場での検品の仕事に就くことになり，その後は疲れが溜まった時に自宅での独語，易怒性などが一過性に出現するものの，以前のような大きな悪化はなく，これまでよりも長期間仕事も続けられている．現在，女性は自宅で家族に干渉される生活から抜け出したい思いから一人暮らしを目指している．

📋 考察

　これまでは統合失調症と診断されていたが，精神病症状の状況依存性や，病棟での行動観察などから，発達障害の存在に気づくことができた症例である．発達障害特性に合っていない家族の対応が混乱を大きくしていて，治療として家族とのコミュニケーションへの介入が必要となる症例は少なくない．だが，家族を指導するだけでは難しい場合も多く，本人のズレを家族が必死で修正しようとすればするほど，症状がひどくなりかねない．そのような場合は，治療者がコミュニケーションの「通訳」の役割を果たすことから始める方法が有用である．「自分とは異なる

特性の民族の国に来て，コミュニケーションに困っている」のだと考えると，通訳の有用性が理解しやすい．

　本症例では，自宅訪問の有用性も学ばせてもらった．面接を繰り返しても，心理検査を行っても，本人の特性がはっきりわからない場合でも，自宅を訪問すると本人の特性や生活障害が一目瞭然になる場合がある．「百聞は一見にしかず」であり，診断や支援の方法に迷ったら，「生活を見る」ために訪問をしてみることをお勧めしたい．

4 ▶長期にわたり引きこもりを続けた30代男性

その無表情は何を物語るか

受診の経緯

　男性は，特に変わった子どもではなかったという．高校卒業後，有名大学に進学し，上京．毎年，盆と正月には帰省していたが，そのときも特に変わった様子はなかった．大学3年目の終わりに，大学から実家に「学校に来ていない」という連絡があり，母親が上京して大学に確かめたところ，大学の単位は全くとっていないということがわかった．男性は上京後，1か月くらいは大学に行ったらしいが，その後はまったく行っていなかった．特別に何かがあったというわけではないようであった．両親が男性に事情を尋ねても，じっと黙ったままで，何が起こったのかわからなかった．母親が単位を少しでもとるように話したが，その後も登校する様子はなく，時間だけがすぎていった．大学進学後6年目，除籍になる寸前に，両親が本人を連れて精神科受診となった．

初診時

　初診医による数回の診察の後，「単純型統合失調症（疑）」との申し送りで筆者が診療を引き継ぐことになった．診察室では全くの無表情で，発語はなく，うつむいて，質問に対して短く小さな声で「はい」「いいえ」と答えるのみであった．とりつく島がない，というか拒絶されているような印象すら受けた．また，言葉にすることはなかったが，家族との連絡も途絶えがちで，自殺念慮をいだいているのではないかと心配になった．

その後の経過①

　男性は毎回，約束した日時にきちんと通院してきた．筆者が待たせることはあっても，天候にかかわらず，時間通りに通院してきた．診察時，質問や話しかけ方をいろいろと変えてみても，「はい」「いいえ」と無表情に短く答えるのみで，話題は広がらなかった．男性が，通院を続けていた10年余りの間，診察室では長い1文を話したことはなく，2文にわたる文章を話したこともなかった．受診後の数年は，男性は遠方のアパートで一人暮らしをしていた．人との交流はまったくなかったが，普通にスーパーマーケットなどに外出していた．音楽，特にロックが趣味で，週に1日，CDを買いに町に出て，4～5軒の店を巡り，4～5枚のCDを買っていた．生活費は家からの仕送りのみで，アルバイトの経験はなかった．

　身だしなみはいつも清潔で，聞けば，定期的に洗濯をしているという．それだけでなく，ご飯を炊いて自炊をしている．おかずを作ることもある．コーヒーをいれているということも分かった．

　このように人とは一切交わらないが，一人での生活は，稼ぐということを除けば充分にできていた．

　こうした生活をみて，単純型統合失調症やその他の精神障害は否定的で，発達障害圏ではないかと考え，どのような援助が役立つだろうかと考えた．

その後の経過②

　通院を始めてから1年後，男性は，ふと，「なんでここに来なければならないのですか」ともらした．

　2～3年は，少量の抗精神病薬や抗うつ薬を用いたが，全く変化なく，本人も嫌がり中止した．

　数年後，これ以上の一人暮らしは心配であり，地元に帰ってほしいと説得し，実家に戻った．

　筆者は，医療や福祉のサービスなどにつなげられないかと考え，デイケア，作業所，フリースペースなどを提案するが，いずれも，静かにしかしきっぱりと拒否した．両親は協力的であったが身体の病気などもあり，診察

はいつも本人一人であった.

どう考え,どうしたか

　いくら尋ねても,男性がどんな生活を送っているのかが見えなかった.

　普段は音楽をかけながら,音楽雑誌を見ているという.少しでもエピソードが広がらないかと思い,1日の出来事を手帳に記してもらうように依頼した.

　男性の持参する手帳を見ると,空白の多い中に,「○○レコード」とか「△△図書館」などの記載があり,週1回のペースで外出していることがわかった.目的地はないが,自転車で行動しているらしいこともわかった.

　ある時から,「おい,めいと遊ぶ」という記載が混じるようになった.尋ねると「○○ライダーごっこ」などをして遊んでいるらしい.「楽しい?」と尋ねると,頷いた.さらに「笑ったりすることもある?」と尋ねると,頷いたのであった.たまたま付いてきた母親に尋ねると,「この子は小さい子どもの世話をするのが好きだし,上手.保育士はどうかと思ったことあった」という.

　筆者は10数年,一度も彼の笑顔を見たことがない.気持ちの込もった言葉を聞いたこともない.いつも無表情,無言.診察時,微かに口唇が動くという独語を認めた.しかし,彼に笑顔が出て笑う時や場面があることがわかり,何かの機会に変化するのではないかと,希望を感じた.

　その後も,判で押したような質問と返答を毎回繰り返した.

　男性も30代後半になり,両親も高齢・病弱であった.そこで,彼が自炊していたことや,母親が「彼の料理がおいしい」と言っていたことを思い出し,お菓子作りの作業所へプッシュしてみた.「試しに一度…」「やめてもいいから…」と言っても「うん」と言わなかった.だが,これを逃すと機会がないと思い,半年あまり時間をかけて,説得した.筆者が絶対にひかないとわかると,最後にしぶしぶ頷いた.

作業所通所後

　それ以後,男性は週4回,1回2時間,作業所に通所している.通いはじめてからは,時間通り,休みなく通うようになった.「大丈夫? 続けられ

る？」と尋ねると，「はい」という答えが返ってきた．最初は黙々と作業をしていたらしいが，半年後，作業所スタッフに尋ねたら，しだいにスタッフと会話するようになったという．それも単語や短い文章ではないらしい．それに，「時に笑顔が出ることがある」（！）らしい．男性のまじめな働きぶりはスタッフに評価され，それだけでなく，他の利用者を助ける男性の優しさに助けられているという．

📋 考察

　人とは交わらないが，外に買い物に出ることができ，自分なりの生活を送ることができていることがわかったとき，シゾイドパーソナリティ障害か発達障害かの判断に迷う．筆者は，男性の判で押したような生活，変化への抵抗やこだわりなどから，発達障害と考えたほうが理解しやすく援助もしやすいのではないかと考えた．

　男性の無表情は，筆者と診察室への緊張を反映していたのであろうが，筆者は男性に拒否されているように，いつも感じていた．しかし，実はその無表情の奥には男性の気持ちや考えが動いていたのではないか．それが診察時の微かな独語だったのではないか．筆者がそれに気付けなかったのではないかと反省する．

　加えて，「おい，めいと遊ぶ」「料理が上手」「音楽好き」といういくつかの好きなことや興味が見えてきたとき，もっと早く，それを活かすことはできなかったか？　男性に必要であったのは，診察室とは少し角度を変えた関わりではないかと考えた．よい表情が出るところに，変化の契機があり，治療や支援のヒントがある．

　診療の言動が固定化しやすいのが，発達障害の特徴でもある．患者は自分なりに診察室では「このように振る舞うべき」と考えている場合もある．だから，診察室で1対1での診療のみを続けていると，患者の回復を妨げる可能性があるので留意が必要である．

5 ▶自殺企図を生じた『産後うつ』の20代女性

心配の暴走状態

受診の経緯

　20代後半の女性．「産後うつ病，電気けいれん療法（ECT）を本人・家族が希望」との紹介状を持参して来院した．紹介状には，「高校時に食器を友人と共有したことから肝炎の感染が気になったというエピソードあり．結婚し，3か月前に出産後，『子どもを肝炎に感染させたのではないか』との不安が強く，不安から希死念慮に発展．一方で，授乳希望も強く服薬は拒否，ECT希望あり」との記載があった．

初診時

　母親とともに受診．表情は固く，「肝炎の抗体はマイナスだったが，抗原が潜在しているかもしれない，それを子どもに移したかもしれない」と不安を述べた．だが，睡眠や食欲はあまり損なわれてなかった．不安ゆえの入眠困難はあったが，早朝覚醒はなかった．不安内容については勢いをもって縷々述べ，思考抑制を思わせなかった．不安は強いが気分全体の落ち込みを示唆する内容は述べられなかったので，「典型的なうつ病ではないかもしれない」と説明した．すると，「私は典型的なうつ病じゃないのですか？ ネットで調べたけど，典型的でないならECTをしても効かない，ということですか？」と先回りして不安を述べ始めた．診察医は内心では「抑うつはあるが二次的なものである可能性が高い，根底には思考の頑なさが顕著で，発達障害の可能性もあるかも知れない．しかし，ECTは本人の期待感が強いから，それに応じる意味で施行して，治療の流れに乗せるというのが妥当か」と判断し，女性にはECTで一定の治療効果が期待できることを保証し，翌週の

入院と術前検査，入院翌日からのECT施行の日程を組み，女性と母親は納得して帰宅した．

自殺企図と入院

初診日の帰宅後，「私はうつ病じゃないからECTは効かないんだ」と言い出し，一時落ち込んでいた．2日後の朝，台所に農薬の瓶があるのを母親が見つけ，本人に問い質すと，今さきほど服毒したことを認めたため，救急外来に搬送になった．救急部ICUに3日間入院して全身状態の安定を確認した上で，精神科病棟に転科入院となった．

精神科入院後には，表情は穏やかであり，一種ケロリとした気配もあった．睡眠・食欲とも安定し，抑うつ状態とは言い難かった．一方で，入院前のリストカットで生じた傷跡は手術で消せないのかと執拗にスタッフに質問を続けるなど，関心の向いたことに拘泥する傾向が認められた．

急性薬物中毒の直後であり，客観的には抑うつ状態では全くないため，女性および家族と相談の上，ECT施行は中止した．

生活歴と心理検査

入院後に改めて聴取すると，女性は幼少期から心配症で，周囲からどう見られているかを気にし，特に病気の話を聞くと自分がその病気ではないかとひどく心配することがあったという．中学時には汚いものに触れた，と感じたら何度も手を洗うなどの不潔恐怖・洗浄強迫があり，高校時代には一時期，自分の容貌が気に入らず顔を自ら平手打ちしたりしていた時期があったという．

大学進学後には，一旦これらの症状は影を潜めていたようであり，大学卒業後に事務職に就いたが，数か月したところで「自分が病気を同僚にうつしたのではないか」と不安になり退職．その後，結果的にいくつか職を転々とし，20代半ばで元同僚の男性と結婚した．

入院後に知能検査を施行したところ，検査直後に，「自分は7割くらいしかできなかったから，知的障害があるのかもしれない」と気持ちが動揺し，

また質問項目について，その意味をスタッフに執拗に問い正すなどのこだわりが認められた．そのために他の心理検査は施行を控えた．

どう考え，どうしたか

　幼少期から不安耐性が低く，状況に反応した不安から混乱する経過を繰り返しており，今回は出産後の不安が高じたものだと考えられた．また，「ECTは効かないかも」などの不確定な情報や，微妙な説明は理解ができず，最悪な状況が事実になったかのように捉えてしまう傾向を認めた．そして，何かが気になると，他のことが全く見えなくなる傾向やこだわりも認められた．これらのことから，本人はもともと発達障害的な認知特性を持っていると考えた．

　主治医は，女性，女性の両親，夫，夫の両親，共々合同面接を繰り返し，「女性の考え方の癖があること，その時点で気になることに強くこだわってしまう，気持ちの余裕がない時には周りからの説明はなかなか頭に入らなくなってしまう，いわば『心配の暴走状態』に陥りやすい」と説明．それを聞いた女性の両親は，まさに幼少期からそういう傾向があった，と述べた．

その後

　女性の病棟での状態が安定していることを確認して自宅に外泊したが，外泊して子どもに会うと入院前の肝炎感染の不安が再燃し，希死念慮にまで発展した．外泊から帰院し，子どもと離れると混乱は収まるが，混乱が収まるとすぐに退院を希望した．一方で，かつてのリストカットの傷跡を手術で消すことはできるかと繰り返しスタッフに確認した．

　本人，夫，両家の両親の合同面接をさらに繰り返し，「女性に伝えたいことは，要点を簡潔に紙に書いて示す．『保証』も短く，確信を持って言い切る．女性が混乱しそうな事態（二律背反的情況）は極力避け，できれば理解ある人が情況を整理してあげる」などの工夫を家族と共有した．

　夫の両親が，女性の状態に深い理解を寄せ，退院後の同居と育児の支援を約束してくれたので，紹介元の病院に，当院での診断的考察と対処の工夫を

診療情報提供書に詳細に記載して，退院とした．

📋 考察

　外泊をして子どもの顔を見るという刺激を受けると急速に混乱して希死念慮が現れるのに，帰院して刺激が遠のくとまるでチャンネルを切り替えたように混乱は落ち着く．そしてまた家に帰れば同じパターンになることは明白なのに，それを想像することができず，「大丈夫です」と言って退院を希望することが，本例の特徴をよく表していた．良い時と悪い時がタッチパネル[1]のように入れ替わり，両者の連関を認識することができない発達障害的特徴だと考えられた．また，強い希死念慮が起こるような「生きるか死ぬか」の重大な局面にあるのに，帰院して混乱が落ち着くと，あたかも子どものことは関心から消え去ったかのように自らのリストカットの傷跡に強くこだわり続けた点も，状況に応じて物事の優先順位を付けることができず，眼前の状況ばかりに振り回されてしまう発達障害的特徴と思われた．

　こうしたケースにどのように対応すべきかは簡単ではないが，まずは上記のような傾向に気づくことが最も大切である．これに気づかずECTを行っていたら，効果は見られず，むしろECTを行ったことで「電流が流れて頭がおかしくなった」「後から副作用が現れるのでは」などの不安が強まり，さらに収拾がつかない状況に陥った可能性が高い．不安を惹起する大きな介入は行わず，情報を整理し，わかりやすく本人に伝える，という基本的な対応が混乱した状況を最も落ち着かせると考えられる．

■ 文献

1）広沢正孝：成人の高機能広汎性発達障害とアスペルガー症候群．医学書院，2010

6 ▶「自分はアスペルガーでしょうか？」と受診した20代女性

彼と助け合う

受診の経緯

　24歳の女性が母親と初診した．主訴は「自分は発達障害なのではないか？」．

　母親から見る限り，生育歴上では特に困ったことはなく育ったとのこと．高校を卒業後にスーパーマーケットでお惣菜作りの仕事に就職．その仕事に就いて4年ほど経った頃から人間関係がしんどくなり，事務職に転職したが，それも1年間頑張ったものの1年前に退職．その後は次の就職先を探すが，面接に行っても落とされることが続いた．仕事をインターネットで探しているうちに発達障害について知るようになり，自分も当てはまると思うようになったという．

初診

　女性に話を聞くと，「1つの所に座ってずっと，というのは苦手」「最初の職場は厳しくて，できない奴は許さないという感じだった」「調理の学校にも行ってないんだから，できないことがあっても仕方ないのに，なんでこんなに目くじらを立てるのかと思った」「どうしたらよいのかを教えてくれたらよいのに怒られた」「何のことで怒られたのかもよくわからなかった．ダメとか言われるだけだった」などと語った．今後については，「就職活動をしているけれど，私には接客は無理だと思う．人の機嫌を取るのは苦手だし，自分が好きじゃない物を人に勧めるなんて無理．店頭でなくて，厨房で作っていても，『なんでこんなまずい物を食べるんだろう？』って思ってしまう」「適当に，って言われるけど，適当がどの程度なのかがわからない」と言う．

また,「一人の時間を邪魔されると腹が立つ.たとえば好きな本を読んでいるとき,誰かがどれどれとか言って寄ってこられるとイヤ.私は本を読んでいるのにって思ってしまう」などと述べた.

母親も,「この子は真面目だけど,適当というのがわかっていない感じが確かにある」「就職の面接でも,思ったことや言いたいことをそのまま言うから落とされる.人にどう思われているか気にしていないみたい」「そういえば,子どもの頃に,ままごとの意味がわからないとも言っていた」「笑うところじゃないところで笑い出したりすることもある」などと話してくれた.

どう考えたか

上記のように,女性には発達障害的側面がかなり認められた.一方で,一般就労で働けていた時期もかなりあり,ある程度の社会性や対人スキルはあるように思われた.そして,女性は診断を求めているというよりも,自分の特徴を自分で理解して,その上で今後の人生を生きていくための助言を求めているように見受けられた.

女性の特徴については,ピリピリとした過敏さや情動の不安定さはなく,全体におっとりして優しいという印象であった.また人と競うようなところがなく,辛いことをボヤいたりはしても被害的,攻撃的になるタイプではないようだった.そして,自分の思っていることや感じていることは,かなり自分で認識できて率直に話すことができる印象だった.こうした特徴を活かした助言はできないものかと考え,次のような説明を考えた.

どうしたか

いろいろと話を聞いた後に,「私はやっぱりアスペルガー症候群なんでしょうか?」と改めて問うてきたため,次のように説明した.
・アスペルガー症候群的な発達障害の特徴を確かにあなたはいくらかもっている
・他者に対する優しさをちゃんともっており,人の気持ちもかなりわかる
・だが,状況をすぐに理解することなどは苦手である

・しっかり教えてもらえば理解力はあるが，見て覚えろと言われても難しい
・それゆえ悪意はないのに周囲の人に理解されないことがある
・ただ，小さい頃から障害児だと気づかれるほどではなかった
・そして，この年齢まで人間関係の大きなトラブルはなく生きてきている
・だから，障害者というほどではない．白でも黒でもない，灰色の発達障害
・灰色は，ストレスがかかると，発達障害の特徴が強く出て障害者っぽく黒くなる
・逆に自分に合った環境だと，発達障害の特徴は目立たないのでかなり白くなる
・黒色の障害者ではないので「障害年金」などには該当しない

　以上を説明したところ，「そうだったんですね」と述べ，腑に落ちるところがあったようである．子どもの頃から自分のことを分かってくれて仲良くしてくれる人もいたが，一部の人からは嫌われたり，いじめられたりすることもあったのだと言う．「いじめられたのはつらかったでしょう．でも，それはあなたが悪いわけではない．苦手でわからなかったのだから仕方ない」と声をかけると，女性は涙を浮かべながら「ありがとうございます」と言った．

　上記説明への理解が十分得られたようなので，真面目さや優しさ，人を信頼する能力などの本人の良いところを活かせるように，以下のように指導した．
・あなたには得意なこともあるが，苦手なこともある
・苦手な状況は避けること．無理して適応しようとしないように
・信頼できる人に相談すること．助けてもらおう
・自分で戦うのではなく，味方を作って守ってもらおう
・助けてもらうだけでなく，あなたがして返せることも考えよう
・周囲の人と「助け合う関係」を作り，「助け合う人生」にしよう
・「助け合う人生」になると発達障害の特徴は薄れていき，白くなる
・逆に一人で戦って頑張ると，発達障害の特徴は強まり黒くなる
・あなたなら，信頼できる人と助け合う関係と作れる
・困ることがあれば，気軽に周囲の人に相談しよう
・それでも困れば，またここに相談に来るように

・どこでも就職ができなかったら，障害者就労という方法もある

　女性も母親も合点がいった様子で，「そうですね．わかりました．そのようにやってみます」と言って帰っていった．

🟥 再診

　1年ほどの後，女性はまた来院した．経過報告として，以下の話をしてくれた．

　「前回ここに来た頃，友だちの紹介で彼氏ができた．半年前から彼との同棲を始めた．引っ越して前の職場は遠くなったので，転職をして小さい規模のデイサービスセンターで働き始めた．介護の資格は持っていないけれど，お風呂介助とか，食事の盛り付けをしたり，いろんなお世話をしたり，一緒に歌を歌ったりする．昔の調理の忙しい仕事に比べたら，のんびりしている．私は，おじいちゃん，おばあちゃん相手のほうがやりやすい．同世代の人は苦手だった」

　彼との生活について尋ねると，「家事と生活費は分担している．彼は運送の仕事をしている」などと教えてくれた．困ることについては「二人で話し合って解決している」，また「彼はどんな人？」という質問を投げかけると「優しい人．カッとなったりキレたりしない．自分も意見を言うし，私の意見を聞いて取り入れようとしてくれる．私が遠慮なく言うタイプだから．自分でわからないことは，自分で考えるよりも，人に聞くようにした」と答えた．彼が苦手なことについては「彼は人混みやファーストフードとかのレジが苦手．だから，彼の分は私がお金を受け取って私が支払ってあげる．コンビニやスーパーのレジなら何とかなるみたい．ドライブスルーも苦手なので，私が助手席から話すようにしている．私も苦手なところがあるから，お互いさまだから」と言い，将来的には「結婚を考えている．彼も私といると成長できるって言ってくれる．支払いも，最近は『私が行こうか？』と言うと，彼が『頑張ってみる』と自分で行ったりもする」とのことであった．

📝 考察

　近年増えている「自分は発達障害ではないか」との主訴で受診した症例である．だが，女性が求めていたのは，単なる診断名ではない．自分自身をどう理解すればよいのか，これまでの人生で直面した困難はいったい何だったのか，そしてこれから何に気をつけてどう生きていけばよいのか，それが女性が求めていたものである．したがって，診察結果の説明は，その疑問に答えるようなものでなければならないし，どうしていけばよいのかという「生活困難への具体的な対処方法」の説明とセットで行う必要がある．

　本症例では，状況理解の悪さなどはあるものの，優しい人で被害的な構えがなかったため，「周囲の人と協力して助け合って生きる人生」を勧めた．その助言も役に立ったのか，助け合える相手を見つけることができたようである．

　発達障害の特性をいくらかもつ「灰色事例」に対しては，それを自覚してもらい，苦手なことには「ヘルプ」を出して助けてもらうことがまずは大切である．そして，助けてもらうだけではなく，本人なりにして返せることも必ずあるはずである．周囲の人との「助け合う人生」が回るようになると，トラブルが減り，平和な人生になることを教えてくれた事例である．

7 ▶結婚後に抑うつ状態となった30代男性

○○君染め

受診の経緯

抑うつ状態としてクリニックで加療されてきたが，なかなか改善せず，紹介されてやってきた30代の男性．本年の7月頃より背中が痛くなり，9月に近くの内科を受診．精査しても異常はなく，痛みはしばらく続いたが，少しずつ和らいでいた．10月に結婚．その後，疲れやすくなり，背中の痛みが増して，精神科クリニックを受診．11月に抑うつ状態と診断され，休職することになり紹介受診となった．

初診時

紹介状に，これまでの経過に加えて，男性の仕事について「和服の生地の染色を担当する職人で腕がよく，彼の名前を付けた『○○君染め』という，彼のオリジナルの染色方法があり，同僚から高く評価されている」と記されていた．このことを男性に尋ねると，「何度も生地を手で染めて製品を完成させるものだが，特に変わったものではない」ということであった．男性は，確かに抑うつ的ではあったが，同時に困惑した感じが強かった．

男性によると，今回が2回目の結婚であり，結婚を決める頃から抑うつ状態が始まり，結婚後に抑うつ状態が強まるという経過であった．本人に結婚を決める時に何か困ったことはなかったか，結婚生活で何か困ったことはなかったかなどと尋ねてみたが，「困ることはなかった」とサラッと答えたのが印象的であった．

一方，付き添ってきた妻の話によると，結婚を決め2人で細々としたことを話し合い始めた頃から，男性がいろいろなことにこだわりが強く，妻の提

案に不機嫌になり，ときには怒り出すようになったということがわかった．さらに結婚してみると，例えば，仕事で妻の帰りが遅くなり，夕食の時間が遅くなったりすると，決まった時間に夕食を食べられないことに腹を立て不機嫌になることもあったという．元々無口であったが，最近はほとんど話さなくなってしまったようだ．しかし妻は，「難しい人ですけど，優しいところもたくさんあり，これからも結婚生活を続けていこうと思っている」と話した．

児童・思春期

　小学校の頃から大勢の人は苦手で，みんなとわいわいと遊ぶことはなく，2～3人で遊ぶことが多かった．中学時代は学校も不登校がちであったという．学校が嫌で，中学校卒業後，すぐに働くつもりだったが，担任から5～6人のこじんまりとしたクラスの定時制高校を勧められ進学した．そこは少人数であり，本人としては過ごしやすかったという．高校卒業後，染色関係の会社に就職し，勤めて10数年になる．小学校の頃は，プラモデルを作るのが好きで，集中・熱中すると完成するまで他のことに手がつかなかった．中学校では化学が好きだったという．

2人への説明

　この辺りまで聞いたところで，男性と妻に次のように話した．
　男性は，無口だが優しい性格で，一つのことに集中し頑張る力は人一倍強いが，突然予定が変わったり，臨機応変に計画を変えるのは苦手である．結婚し2人で生活し始め，考え方や生活習慣が異なり，相手の考えを理解したり，予定を変更したりすることが求められるようになったが，それが今は負担となって，抑うつ状態を招いているように思う．まずは誤解や変更をできるだけ減らすように，毎日の生活を工夫するように伝えた．
　具体的には，まず食事の時間をはじめとして，1日の食事や入浴などの時間を決めること．2人で何かを決める時は，直前に相談するのではなく，なるべく早めに相談し，納得がいくように時間をかけることなどを提案した．

これらの提案が2人には納得いったようであった．その後，抑うつ状態は改善していき，無事に復職となった．

「変わらない」という斬新さ

　さて，男性が「○○君染め」を生み出せたのはなぜか．男性が好きな分野で得意な集中力を活かした結果なのか，それとも他の人と違うユニークな視点がもたらしたものなのか．男性に対し「染色の仕事はやりがいがありますか？」と尋ねると，「自分の染色がお客さんに受けて売れたら，自分なりにもっと工夫しようと思います」と答えた．それとともに「10数年前，新人の時にやった，昔のやり方でやったら，今の担当者には新しく見える」とも言ったのである．

　ファッションの一部，例えばネクタイの幅などは，その流行が10〜20年単位で循環していると聞く．一時期は古いスタイルとして評価されなくなるとしても，更に時間を経ると新しいユニークなものとして生き返る．男性が一つの染色法にこだわって頑なに同じスタイルを守ることは，それがわかっているからこそであり，それこそが「○○君染め」と呼ばれるものの秘密ではないかと，感心したのである．

考察

　発達障害圏の人にとって，結婚は大きなストレスとなりやすい．自分の考え方・生き方と，相手の考え方・生き方がぶつかり，衝突を繰り返しながらも，次第に妥協点を見つけ折り合っていくことも多いが，力の強いほうが他方を徹底的に抑えつけ，攻撃するというドメスティック・バイオレンス（DV）になる場合もある．男性の場合は，不機嫌と怒り，抑うつが入り混じった状態となったが，夫婦間で不要な争いを作らないように，具体的に助言したことがよかったようであった．

　また，男性の「こだわり続けて変化しない」というスタイルは，刻々と

変化していく時代の中で，あるときは古びたスタイルと受け止められたとしても，時間が経つと新鮮なスタイルとして再認識される可能性があることを示唆している．「○○君染め」が同じスタイルを守るという発達障害的なこだわりから生まれていたことは，この傾向を有する人が活躍できるフィールドについて改めて気づかされることにもなった．

8 ▶突然自宅2階から飛び降りた20代男性

入店拒否とひねくれた応援

受診の経緯

自宅2階から自ら飛び降り，全身打撲にて救急外来を受診した20歳の男性．幸い，全身精査しても骨折や内臓損傷は認められなかったが，意味不明な言葉を叫び興奮しているため，精神科受診となった．「光が追ってくる．やられてしまう」などと繰り返し叫び，混乱した様子で，疎通も困難な状態であった．

初診時

思考は混乱し，会話も成立せず，何かに怯えており被害妄想に支配されている印象であった．大声で叫び暴れており，何らかの器質因(中毒，感染症など)や，統合失調症の発症およびその急性増悪を疑った．救急医より，頭部CTや薬物トライエージなどの検査では異常なしとの報告があった．まず，鎮静も含め，抗精神病薬の投与を行った．数時間後，興奮は落ち着き，会話ができる状態となったが，「いや，あ，……わかりません」と，まだ十分な疎通は困難であった．

精神科受診歴はなく，来院した父親に病歴などを聴取した．父親はかなり気が動転した様子で，何が起きているかも理解できないというような状態であった．飛び降りたことに関しても，「全く心当たりはない．普段と同じように仕事に出勤していたのになぜ？」と語った．

これまでの経過

父親からこれまでの経過を聞き，気になったエピソードを紹介する．

〈常連の若者達とトラブル〉
　父親によると，男性は元来おとなしく生真面目な性格で，成績も普通であったが，友人は少なかった．大学に入学し，初めて親元を離れ下宿したが，周囲の学生に全くなじめず数か月で下宿に引きこもるようになり1年で休学，そのまま中退して実家に帰ってきた．その後は，家業のカラオケ店の受付を手伝うようになった．真面目な性格から熱心に仕事に取り組んでいたが，ある時，常連の若者達が受付終了時間の1分過ぎに入店しようとしたところ，男性は頑なに入店を拒否．若者達は「以前は入れてくれたじゃないか！」と反論し，男性とトラブルになった．男性は，「なぜこの人たちはこんなに怒るのか，さっぱりわからない」と話していたという．

〈パソコンの不具合〉
　受診の数週間前，男性がパソコンに新しいソフトを入れた．元々パソコンが趣味で，仕事が終わってからの時間や休日は，自室で動画を見たりして過ごしていた．しかし，新しいソフトを入れたところ，不具合が連続して出現し，男性は困っていたようであった．

初診後
　初診時は混乱が強かったが，通院と薬物療法によって，症状は短期で軽快した．そこで，発症の頃のことを改めてたずねてみたところ，受診前の数日間はパソコンの作業を不眠不休でしていたようであった．元々，自宅では食事以外，ほとんど自室にこもっていたため，同居の家族も異変に十分には気付けなかったようである．飛び降りた当日も，直前までパソコンで作業をしていたが結局うまくいかず，やけになったというような内容を聴取できた．おそらくこのことが，今回のエピソードのきっかけではないかと推測できた．

生育歴
　上記のエピソードから発達障害の可能性があると考え，生育歴を聴取したところ，幼少期から吃音があり，友達があまりできず一人で遊んでいることが多かったとのことであった．勉強はあまり好きでなかったが，歴史の年号

を覚えるのが非常に得意で，周囲を驚かせることがあったという．特に反抗期はなく，淡々と高校まで実家で生活を送った．

　大学中退後に家業を手伝うようになった頃，実家の近所に住むおじさんから，「愛想がないなぁ，お前は．しっかりせえ！」と言われて，パニックになった．男性は，見かけたらおじぎをするようにしているし，なぜ文句を言われるのかわからないと感じたという．ただ，この時も同居の家族は全く異変に気付いていなかった．「えっ！　そんなことがあったの？」という具合で，診察場面で非常に驚いていた．おそらく，男性なりに苦悩を自覚しても，それを言葉でうまく説明できず，家族も気付けなかったのではないか，という印象を持った．実際，筆者自身も男性が不調なのは，表情や雰囲気からは見て取れるが，近所のおじさんの話を聞き出すまでに1時間以上の時間を要している．父親にそのおじさんについて尋ねると，「いわゆる近所の世話焼きおじさんで，口は悪いが面倒見の良い人」であることがわかった．男性に言った言葉も，決してネガティブな意味ではなく，「応援しているぞ！」というような激励の意味合いが強いと思われるが，それを男性は全く理解できなかった．

どう考えたか

　初診時には統合失調症などを考え，それが通院と抗精神病薬によって軽快したと考えた．しかし，その後も経過を見ると，定期的な服薬を行わなくとも幻覚妄想の再燃が全くみられなかった．一方で，服薬の有無にかかわらず，男性の苦悩が存在すると感じられた．これらと生育歴などから，男性には発達障害の特性があるのではないかと考えた．発達障害であるならば，常連客とのトラブルやパソコンの不具合，おじさんの「ひねくれた応援」といった事柄に混乱してしまうのも無理のないことだと理解することができた．また，混乱すると幻覚妄想状態を呈し，深刻な衝動的行動が出現するため，周囲の理解やサポートを含めた環境調整が急務であると判断した．

その後の経過

　まず，職場の環境調整としてカラオケの受付業務からの異動を提案した．

幸い男性の拒否もなく，機器のメンテナンスの仕事にスムーズに替わることができ，客との直接のやり取りはほとんどなくなった．パソコンについても，電気店のスタッフが直接自宅に出張し対応してくれるサービスを紹介し利用することを提案した．不具合の対応は1日で終了することができて男性も安心した様子であった．近所のおじさんについては，曖昧なコミュニケーションについて長々と説明し，男性を混乱させるよりも，今，仕事をがんばれていることなどを挙げて，「誰に恥じることもない．立派に社会生活ができていることに自信を持とう」と支持的な助言を行った．

また，日々の診察では，「調子はどうですか？」というような抽象的な質問では，何を答えてよいかわからず緘黙してしまう場面がみられるため，「仕事で困ったことはない？」「パソコンは順調に動いている？」「睡眠は何時間取れている？」などできるだけわかりやすく，具体的な質問をするよう心掛けた．

初診から数年経過しているが，幻覚妄想状態，パニックになることはなく経過している．特に抗精神病薬の処方もしていない．最近では，仕事をしながら自動車免許も取得した．休日には趣味のドライブをするなどして過ごしているようだ．

📝 考察

初診時の状態が著明な幻覚妄想状態であったため，統合失調症との鑑別が困難であった症例である．抗精神病薬の投与で幻覚妄想状態は軽快したにも関わらず，何か全く変わらない苦悩のようなものを本人から感じとれたことが，発達障害を疑うきっかけとなった．結果，生育歴から次々と発達障害らしいエピソードを聞くことができた．

入店拒否のエピソードや，近所のおじさんの親しみを込めた励ましを被害的に受け取るエピソードなどに，本人の発達障害的特性がよく現れている．このようなエピソードは他の発達障害でもよくみられるものであり，なにげなく聞き流さないように注意したい．本人の特有の認知特

性に合わせた環境調整, アドバイスが治療上, とても大きな意味を持つことを改めて考えさせられた事例である.

9 ▶診察室で大声かつ早口で話し，感情易変性も示した60代女性

タイムアウト

受診の経緯

「強迫症状を何とかしてほしい」と，皮膚科からの紹介で60代の女性が単独受診した．深々と帽子をかぶり，サングラスとマスク姿であったが，診察室でそれらを外すと，顔の皮膚が荒れて色素沈着しており，眉毛は抜けてしまっていた．

病歴

本人の話によると，4か月前，額に湿疹のようなものができ，掻いているうちにひどくなり，近医皮膚科を受診．外用薬を処方されたが，家に帰って鏡を見ると皮疹のところにセロハンテープのようなものが浮いているように見えた．それが暖簾のように目の前に垂れ下がっていて，剥がして手に取ると見えなくなってしまう．「他の人は『テープなんか見えない』と言うが，自分には見える」のだと言う．近医には「治りかけた皮膚を剥がすといつまでも治らない」と言われ，2か月後に別の皮膚科へ転医．しかしそこでも同じことが繰り返され，精神科へ紹介となった．

診察室では大きな声で，かなりの早口で話し始めた．声が大きいので，外来フロア全体に彼女の声が響き渡った．大声の多弁だけでなく，急に泣き出したかと思うと，今度は自分の話に自分で笑い始めたりするなど，感情易変性でもあった．その大声で彼女は1時間喋り続けた．

生活史

女性自身が語る生活史は以下のようなものであった．父親は母親に暴力を

ふるう人で，女性がよく止めに入っていた．しかし女性も小さい頃から感情を爆発させていた．女性が怒り始めると，周りが止めに入るのだが，それでも手が付けられず，しまいにはみんなが諦める．人が離れてしまい，一人になってしばらくすると，ようやく治まるのだった．勉強は筆記試験がさっぱりだったが，実技系の科目は人並みにできた．高校を卒業し，専門学校を出た後は洋裁の仕事を少しして，24歳で結婚，男2人・女1人の3人の子どもに恵まれた．以後は訪問販売などの仕事をしたが，仕事はうまくいかず転職を繰り返した．子どもたちはみな仕事を持つと家を出ていき，徐々に連絡もくれなくなった．3人とも，今はどこに住んでいるか，何の仕事をしているかも教えてくれない．兄弟は姉が一人いて連絡は取れるが，女性が話をしていると途中で電話を切られてしまうことが多い．夫と2人で生活していたが，夫は3年前に脳梗塞で急死．それゆえ，今は親類には相談できる人がいない．人にはよく騙されるので信用するのが怖い．健康食品や健康器具をいろいろと買わされ，健康器具が家中にたくさん置いてある．それでも，健康食品や健康器具には興味があり，説明会があると自分で出かけて行って，いろいろと話をする．そして納得させられて買って帰ってきてしまう．

夫は温厚で，言わなくても理解してくれる人だった．彼女は家事が苦手で，家の中は散らかし放題にして外へ出るタイプだったが，夫が家事をちゃんとしてくれていた．

どう考え，どうしたか

女性は幼少期から感情表出が激しかったようである．怒りだすと手が付けられず，人が離れて1人にしておくとそのうちに治まる，というのは，発達障害児などが暴れたりしたときに行われる対応法の「タイムアウト」そっくりである．そしてその感情表出の激しさが原因で，子どもたちや姉から避けられてしまっているものと思われる．温厚な夫の存在でなんとかやってきたが，そんな夫の急死によってバランスが崩れてしまった．顔の皮疹から出てくるテープは体感幻覚と思われるが，こういった環境ストレスから二次的に生じたものではないかと思われた．

統合失調症を高齢になって発病することは，ないことはないかもしれないが稀である．この女性は顔から次々と出てくるテープの存在を否定はできないが，自ら「幻覚，妄想なんです」「ノイローゼなんです」と述べるなど，病感といえそうな発言があった．誰か本人の相談に乗ってくれる人がいないかと頭をひねったが，妙案は浮かばなかった．社会福祉協議会や訪問看護ステーションも考えたが，本人の多弁，感情易変な様子からどれも介入までに困難がありそうに思われた．当科に診察に来ることで何とか支えられないかと考え，対症療法的に少量の抗精神病薬を処方し，1週間後の予約をとった．

その後の経過

　次回の予約日，彼女はやはり帽子，サングラス，マスクといった同じ格好で現れた．内服は1度飲むと動悸がしたためその後は飲んでいないとのことだった．テープは出てきて，やっぱり剥がしてしまうが，「これは私の気持ちの問題」「自分に負けてしまうのが良くない」「素直にならないといけない」などと熱弁した．近所の人からは「ビタミンCがいい」「栄養が足りない」などとアドバイスをされたそうで，近所の人との関係は保たれており，支えられてもいる印象だった．

　ところで本人はある宗教を信仰していて，最近同じ信仰をもつ男女の青年が家を訪ねてきて，神様について一緒に話をしているのだと言う．そういう話をしているうちに，だんだんと気持ちが落ち着いてきたとのことだった．そして「自分の気持ちの問題」だとわかったのだという．

　何も問題は解決していないように見えたが，本人の様子からは腑に落ちた様子が感じられた．「なんとかやっていけます」と言うため，いつでも相談に来てくれていい旨を伝え，診察を終えた．その日も声が大きく多弁で40分ほど喋り続けたが，泣くことはなかった．念のため2週間後の予約を入れたが，その後は受診していない．

考察

　診察室での多弁，大声，感情易変性な様子から，一人で生きていくのは大変だろうと思われた．人から騙されてしまうというのは，暗黙のルールや社交辞令が理解できないからかもしれない．ADHDと自閉症スペクトラムの両方の要素があるものと考えられた．夫という緩衝材や通訳係になってくれる存在がいたことでこれまで破綻をきたさずに何とかやってこられたのであろう．誰か夫の代わりになるような資源がないかと考えたが，筆者が予想しえなかった宗教関係者や近所の人たちが，彼女にとって貴重な関わりをしてくれた．そのおかげで，問題は解決していないものの，何とかやっていけそうと希望をもてたように見えた．

　この方々がいつまで力になってくれるか分からないが，女性には誰かが助けないといけないと思わせる魅力があるのかもしれない．それに加え，人の好意を素直に受け入れることのできる人に見えた．医師の考えだけで対処できない場合は，無理に医療の中に留めようとしないことも大切だと考えさせられた．

10 ▶自閉症スペクトラムの診断で紹介されてきた20代男性
本土では「障害者」，島では「人気者」？

受診の経緯

その男性は「軽度知的障害を伴う自閉症スペクトラム障害．そのことについては本人と両親に説明済み．現在，精神障害年金の申請を検討中．今後の診療をお願いします」ということで，クリニックより紹介され受診となった．初診時，男性は横に座っている両親の顔を見ながら，こちらからの質問に対してとつとつと話した．日焼けした顔と，恥ずかしそうな笑顔が印象的だった．

これまでの経過

男性は高校卒業後，いくつかの会社に勤めたが，「物憶えが悪い．何度教えたら分かるんだ！」「同じことを何度も聞くな！」などと言われ，いずれも2～3か月で退職させられた．実際に，仕事の手順の理解は悪く，応用はまったく利かず，はっきりと指示された仕事以外はほとんどできなかった．家での1日のスケジュールは決まっており，またやることにもすべて順番があり，それが少しでも違うとパニックになった．何でも具体的にはっきり指示されないとダメで，例えば食事の時も，「お皿を持ってきて」と言われてもどの皿か分からず，細かく「魚の絵の皿を持ってきて」などと言わないと持って来られない．洗濯も，量の調節がわからず，どんな服でも分量でも，同じコップにきっちり1杯の洗剤を入れた．自分ですることに自信がないので，何をするときも，「これでいいの？」と確認しないとできなかった．そのようなことで既にクリニックで自閉症スペクトラム障害と診断されていた．

自動車免許の試験も，ひっかけ問題にかならず失敗し，何度もペーパーテ

ストを受けて，やっとまぐれのように運転免許を取得．しかし，左折しかできないので，いつも遠回りして目的地に着き時間がかかった．しかも，1点に注意が集中しやすく，周囲に注意を払うことができなかったので，事故を多発し，結局，危ないので運転はやめたという．

会社を辞めた後，自信を失いヤケになり，パチンコにはまって，多額の借金を負ったこともあった．また根っから人がよく，優しそうな人の言葉をすぐに信じ騙されることもよくあった．消費者金融でもにこやかに丁寧に説明されると，何の疑いもなく信じ込み，ローン契約を続けたのであった．家族が気づいたときには，借金は大変な額にまで膨らんでいた．騙されることが続き，家族は男性から目を離せなくなった．ほとほと困り果てた家族が，瀬戸内海の島で漁師をしている親方に，面倒を見てくれないかと相談したところ，親方は，昔から親しくしている知り合いの頼みだからと，とまどいながらも気持ちよく引き受けてくれた．

島で何が起こったか？

そんなわけで，男性は朝起きて，島に通う日々を送るようになった．男性は島に行くと会う人みんなに「おはよう」と声をかけた．元々人見知りせず誰にでも声をかけるほうだった．その上，学校で人に会ったら「おはよう」と声をかけようと教えられ，それ以後会う人みんなに声をかけていた．最初は島の人も驚いた．しかし，悪気なく，毎日，挨拶してくる男性を見ているうちに，島の人も次第に心を開き「おはよう」と返事をするようになった．しばらくすると，おじいちゃん，おばあちゃんのほうから，男性に声をかけてくるようにもなった．男性は島の人たち，中でも交流の乏しい人にも声をかけるので，気が付くと男性を知らない島の人はいなくなり，なんと島一番の人気者になっていた．男性の純粋で素直で正直なところが，島の住人の心の内に入ったのだ．

「ボケ・突っ込み」コミュニケーション

男性は，島ではとても明るい．挨拶に返事が返ってくるだけでなく，みん

なが挨拶を喜んでくれる．声をかける，かけられるというコミュニケーションを，男性が引き出していた．男性自身も「どよーんとしていたところに，僕が行くとパッと明るくなる」と語るのであった．挨拶だけでなく，やりとりもする．真面目に話しているのだが，でもどうしてもズレてしまう返答が，島の人たちにとってはとても面白いようなのだ．

🔴 島の人：「魚，釣れた？」
⚫ 男性　：「釣れた，20匹．大漁」
🔴 島の人：「すごいね！　見せて．あれー，1匹しかいないじゃない」（食べられる魚は一匹，それ以外の魚は小魚）
⚫ 男性　：「いや，20匹」
🔴 島の人：「ちがうよ．これは1匹っていうの！」
⚫ 男性　：「……」

　天然ボケというのだろうか．「ヨシモト（新喜劇）みたいじゃ」と言われる，笑いを引き起こす．島の人気者なのであった．
　男性が人気者なのは高齢者だけではない．島でベテランの漁師にも人気があった．瀬戸内海の漁は，例えば山に木の実やキノコなどを採りにいくようなものだ．ベテランの漁師はたくさん魚がいるポイントを知っており，それは木の実やキノコの在り処と同様に，大切な職業上の秘密であった．しかし，男性はその日にたくさん魚が採れたポイントを，尋ねられると正直に隠さずに話す．翌日漁場に行ってみると，すでにたくさんの漁船がポイントに来ていて，親方がびっくりすることがしばしばだった．「誰にも言うな」と注意されても，「おーい，今日はどこで魚が獲れたか？」と聞かれると，「大きい魚が，あの向こうの島の陰で獲れた」などとぺらぺらとしゃべってしまうのであった．みんなに「すごいな！」などと喜ばれると，男性も少し得意な気持ちになるようであった．だから，男性は働き盛りの漁師の間でも人気者なのである．
　一方でマイナスもあった．誰かが病気になったとき，「男性だけには言わ

ないでくれ．島のみんなに伝わってしまうから」というようなこともあった．良くも悪くも，男性は隠しごとをしない，歩く「スピーカー」のような人間だった．

島の子どもたちも男性が大好きだった．2歳の子どもから小学生まで，男性は本気で遊んだ．真剣に子どもと遊ぶ大人は少ない．子ども相手だと手を抜くか，本気を出さない大人の中で，男性は抜群の遊び相手だった．

おしゃべりが招いた事件

ある時，島の有力者が廃船を処分せずに放置していた．警察が「それは誰の持ち物か」と島の人に尋ねたが，島の誰もがその船の所有者を知っていたものの，有力者のことを話すと恨まれてもいけないという思いから，誰も「知らない」「よくわからない」などと答えた．話は「持ち主不明」ということで終わりかけた．その時，男性が，突然に，「この船は，××さんのもの．○○市の△△に会社がある」とはっきりと話したのである．みんなが驚いたが，男性は警察の尋ねることに正確に答えていった．最後に「君の名前は？」と尋ねられたとき，「それは言えません」と答えた．そして，「名前は話さなかった」と胸を張っていたのであった．みんなから，「(あの人の)名前を言ったじゃろう」「いや，(僕の)名前は絶対に話さなかった」「名前言わなかったって……，それは違うじゃろう」．つまり男性は，名前を話すなと言われて忠実に守ったのであるが，その名前とは「自分の名前」のことだと思い込んでいたのであった．

さすがにこの事件は，島に波紋を投げかけた．「世話になっている人のことをしゃべって，非常識にもほどがある」という意見もあった．つまり男性のおしゃべりが問題になったのである．一触即発の雰囲気となった．その時，親方が口を開いたのである．「彼は間違ったことを話していない．船を放っておくほうが悪い．彼のほうが正しい」とはっきりと言ったのである．信頼厚い親方の言葉に，島のみんなも何とか納得し，事態はおさまった．

男性は家を出て港からフェリーに乗って島に渡る間の，その20分程の間に，不適応の若者から，島一番の人気者へと変身するのである．

📖 考察

　筆者が，男性に対し何らかの治療的な支援ができたわけではない．3〜4か月に1回受診はしているが，その際に，男性の生活について話を聞き，わずかな助言をしているだけである．実際，男性から教えてもらい学ぶことのほうが多い．

　男性の人見知りをしない，誰に対しても行われる声かけは，島の閉鎖性を切り開く役割を果たしていた．そして人々の心を開かせ，改めて人と人をつないでいった．男性の隠し事をしない「スピーカー」のような情報伝達は，ある地域で育まれた技術を他に伝えていく，昔のシルクロードの旅人を思わせる．男性の話を聞いていると，人に対して内面を隠すという「自閉」は健康と呼ばれる人の中にあるものであり，逆に「自閉」を持つと言われる人の中にこそ，内面を隠さず人と繋がり情報を伝達する可能性があるのではないか，と筆者には思える．

　男性がやりとりで引き出す笑いは，言葉の理解のズレや場の雰囲気の読めなさによるが，漫才のボケのように努力して芸を身につけたわけではない．「天然ボケ」などと呼ばれ，昔から愛されてきたものである．それが島で花開いたのである．

　本土では「障害者」，島では「人気者」．人付き合いが苦手で自閉的という社会性の障害も，独特の言葉遣いや字義通りの解釈などというコミュニケーションの障害も，島では障害ではなく，新たな社会性として，魅力あるコミュニケーションとして，花開く．その人に合った人や場に出会った時，「自閉性」が「社交性」に反転することがある．その人に合った人や場の出会いを，意図して作ることは難しいが，そのような出会いが生まれるように準備をする，出会いを視野に入れた支援をすることが大切ではないかと思う．

11 ▶無口で休みがちな学生生活を送ってきた20代男性

相談事はスマートフォンで

受診の経緯

　男性は中学生の頃から学校を休みがちで，登校しても保健室で過ごすことが多かった．何とか進学した高校では，5月までは大きな問題もなく登校できていたが，6月頃から休みがちになった．夏休み明けもほとんど登校できず，結局出席日数が足りず秋には留年が確定した．男性は転校や退学ではなく，留年を選択し，翌年度までは家事をして過ごした．新年度となり再度高校1年生をスタートすることになったが，やはり2か月ほどで不登校となり，結局退学した．退学後は周囲の勧めもあり定時制の高校に通い卒業できた．成績も優秀であったため地元の有名大学文学部に進学した．大学1年生の春先は大きな問題もなく通学できていたが，徐々に休みがちとなり前期で退学．元々無口な彼は休みがちな理由を親に聞かれてもぽつぽつと話すものの，途中で黙ってしまうことが多かった．心配した両親が精神科受診を勧め総合病院精神科を受診となった．

　総合病院精神科では中学，高校含め学校を休んでいた理由，現在の体調などを色々と聞かれたが，ぽつぽつと一問一答といった返答くらいで全体像は見えてこなかったようである．幻聴の存在，抑うつ症状なども否定していたため診断，治療に苦慮していた．

　数回目の通院日，病院へ向かう電車の中での軽い被注察感，漠然とした不安，聴覚の過敏さを訴えた．外来主治医は初期の統合失調症を疑い抗精神病薬を処方するも倦怠感のため継続的に内服できず改善がなかった．自閉的な生活でもあり，薬剤調整も含めて入院治療による改善ができないかと考えられ，入院目的で精神科病院を紹介され受診となった．

初診

　初診時はおどおどし，視線はそらしがち，緊張した様子で声は小さかった．返答に時間を要し，自ら何かを訴えることはなかった．幻覚妄想，抑うつ症状は一応否定したが，軽微な被注察感や聴覚過敏，漠然とした不安感を認めた．前医の見立ての通り初期の統合失調症が考えられた．生活リズムの改善，薬剤調整での入院を勧め，入院となった．

入院後の経過

　入院後しばらくは病室でスマートフォンをいじる日々が続いた．薬剤は本人の希望もあり使用せずに経過を見ることとした．不思議と生活リズムは速やかに改善し，軽微な被注察感も軽減した．面接ではやはり問いかけにぽつぽつと答えるのみであった．看護師との応対も同様であり，表情も硬くやはり緊張が強い状態が続いていると考えられた．

　その後も状態に変化なく，また薬剤に対しても拒否感が強く，当初の入院目的を見失いかけていた時に，病棟スタッフが精神科作業療法を提案してきた．対人緊張も強く，診断もはっきりしない段階で導入してもよいかどうか迷ったが，作業プログラム内容を作業療法士に詳しく説明してもらったところ意外にも男性が興味を示したため，参加することとなった．

精神科作業療法での様子

　色々ある作業の中でも男性は切り絵に興味を示した．見本の絵にならって切り絵で作品を作るのだが，男性は細部まで忠実に小さなカッターでテキパキと切り絵を完成させた．作品の完成度にはスタッフ全員感嘆するほどであった．作品をみんなが褒めるとうれしそうに表情を緩ませ，「器用って言われるけど自分ではそう思っていなかった」と自ら思いを語るようになってきた．その後も，同様の作品を驚くほどの完成度とスピードで仕上げた．

男性の変化

　作業療法導入後しばらくして，彼が恐縮しながら「これを読んでください」

とスマートフォンのメモアプリに書かれたものを差し出した．そこには「言いたいことは色々あっても，相手にどう思われるか気になってうまく言えない」「親は自分らしくやっていったらいいって言うけど，自分らしいってよくわからない」「集団になるとうまく輪に入れなくていつも孤立していってしまうので，これからやっていけるか不安になる」など，本人なりのこれまでの苦悩が書かれていたが，どれもコミュニケーションについての苦労であり，妄想や漠然とした不安・緊張といった病的なものではなかった．そこで彼の苦悩を労いながら，スマートフォンでの相談でも構わない保証をしたところ，生活，体調，友人とのやり取りの悩みなど非常に現実的な悩みを書いて訴えることができるようになり，その結果，支援やアドバイスがスムーズにいくようになった．入院時の「漠然とした不安感」は，退院時には「将来の現実的な不安感」に変わり退院となった．

外来での経過

　外来通院，作業療法への参加が続き，スマートフォンでのやりとりも続いたが，徐々に会話でのやりとりも増え，やがてよほどのことがなければスマートフォンは用いられなくなっていった．ただ，生活は時折，作業療法に参加する程度で，日中は家事を手伝うくらいの状態が続いた．

　ある作業療法参加の帰りに，「これをみんなに褒められた」とうれしそうに作品を外来で見せてくれた．それは，鉛筆を緻密に彫って作ったトーテムポールであった．小さいカッターナイフで作ったというが，本人としては幼少の頃からよく作っていたとのことで特別な能力と思っていなかったようである．しかしこれは明らかに「才能」であり，機会があれば是非生かしてみるよう何度も伝えた．現在は，知人の呼びかけで地元の催し企画グループに参加するようになり，そこで鉛筆トーテムポールを時々披露，販売して少しずつ社会に出つつある．

📋 考察

　コミュニケーションの不得手があり，さらに言語表出が苦手な男性は，集団の中に溶け込んでいく過程でつまずいてきたのであろう．また，面接場面では言語でのやりとりを求められさらに追い込まれた形となり，結果，初期の統合失調症を疑われた．しかし，コミュニケーションの苦手さ，作業療法での作品に見られるこだわりとも解釈できる緻密な技能から，発達障害という側面から見てみると，スマートフォンなどを用いて確かなコミュニケーションをしていくことで，病的に見えた問題点が現実的な問題点に変化し，さらに男性自身もやりとりに安心感をもてたことから，徐々に言語コミュニケーションが可能になったのではないか．また，才能(こだわりの結果かもしれない)に着目し，それをその人の生活の中で生かしながらサポートしようとする支援者側の視点も重要である．

12 ▶職場と家庭の悩みについてアドバイスを求めてきた40代男性

誰も自分のつらさをわかってくれない

受診の経緯

　大学卒業後，小学校教諭として勤務してきた40代前半の男性．20代後半で職場のストレスにより不安，不眠が出現し，近医精神科を受診し抗不安薬，睡眠薬を処方されて以後，内科にて服薬を続けていた．1年前より発達障害の児童の担任となったが，児童との会話が成り立たず，またどう接したらよいかわからず悩むようになった．同僚にも相談できず，一人で悩んでいた．他の教諭が児童に接するとおとなしくなるが，男性が対応すると全く言うことを聞かず手がつけられなかったようで，それに対して校長からは「できて当然」と言われ，自身のつらさをわかってもらえず，次第に「ひどい仕打ちをされている」「自分を辞めさせようとしている」などと被害念慮が出現し，どう気持ちを整理すればよいかアドバイスが欲しいとのことで受診となった．

初診時

　睡眠，食欲は問題なかったが，朝起きること，仕事に行くことがつらいと話し，職場や家庭でも自身のつらさをわかってくれないと泣きながら訴えた．また，「今の状況が続くなら辞めた方がましだ」「隠居生活を送る」などと話すため，この時点で大きな決断をしないようアドバイスし，また児童への関わり方などについてもアドバイスをした．その上で，定期的に通院し，男性が困っていることなどについて相談していくことにした．

その後の経過

受診は2週間ごとで，その間の様子を聞きながら本人が困っていることに対して一緒に考えるようにした．その中で，男性はこれまで職場の歓送迎会や職員旅行には参加したことがなく，普段から同僚との会話がほとんどないことがわかった．また，診察場面でアドバイスをするとその場では「なるほど！」と言い，理解しているようであったが，次の診察で聞いてみるとアドバイスの内容が全く記憶に残っていないことも判明した．そのため，診察時や職場で言われたことはできるだけメモをとるようにアドバイスしたところ，常にメモ帳を所持し，逐一メモをするようにはなった．しかし，実際メモを見たところ，まとまりなく雑然と書かれており，一度メモをしても見返すことが全くないこともわかった．そこで，校長など管理職に対して，自分のできないことなどを伝えて理解してもらうようにしたところ，同僚が少し理解，協力してくれ，周囲からのプレッシャーがなくなってきたということであった．児童に対する接し方についても，これまでは児童の悪い点ばかりに目を向け，注意することだけに時間を割いていたようなので，これからは良い所を見つけ，褒めることをしてはどうかとアドバイスした．

職場での問題が落ち着くにつれて，今度は家庭でのストレスを訴えるようになった．最大のストレス因子は妻．彼女は年に1回くらい急にスイッチが入ったかのように，妻自身の生い立ちや彼自身への不平，不満を話し，爆発することがあるとのことだった．妻の不満としては，男性に買い物を頼んでも違う物を買ってきたりするなど，彼の察しの悪さが我慢ならないのだという．また妻も職場での不満を抱えており，更年期によるイライラも加わっているようだとのことであった．そこで男性に対し，週末は実家で過ごすなどして，妻とは良い距離を保つよう指導した．

どう考えたか

人付き合いが苦手でコミュニケーション能力に欠ける点，他者の発言を真に受けすぎて被害的になる点，また他人の表情や状況を見て行動するのが苦手な点，後先考えず思うがままに発言し相手を怒らせる点などから，発達障

害の傾向があるのではないかと疑った．同時に，男性自身から「私は発達障害でしょうか」と相談を受けたので，発達障害の傾向はあると説明し，男性の得意不得意について伝えたところ，当てはまる点が多かったとのことであった．

その後

　その後，障害児を担任することの負担については理解が得られるようになり，翌年からその障害児の担任から外れることができた．また別の役職も付き，本人としても「頑張ろう」という気持ちも出てきたようだ．しかし，障害児担任以外の職場での困難や妻からのストレスなど，日々の生活で困っていることは相変わらずのため，引き続き月1回の診察と月1回の心理士面接，計月2回の通院を続けることにした．その後，妻の情緒不安定さが目立つようになり，「○年以内に病気を治せ！」「仕事で結果を出せ！」などと攻撃されることが続いた．妻は職場でのストレスと男性の察しの悪い言動にイライラし，男性はそうした不満のはけ口となっているようであった．妻の言葉の攻撃に反論しようものなら，倍になって返ってくるため，本人はひたすら妻の主張は傾聴し，近年は2人で旅行に行くなど本人なりに工夫をするようになっている．

　以前，男性に「なぜ教諭になったのか？」と尋ねたところ，本当は文学部へ進学したかったが，大学入試で思うような結果が出せず，仕方なく教育学部へ進み，卒業後は「教育学部＝教諭」との考えで教師になったため，当初からモチベーションは低かったのだと言う．しかし，通院に支えられて10年以上なんとか仕事を続けており，定年退職まであと数年なので，辞めることなく続けられるよう筆者らは味方であるというメッセージを発している．

📋 考察

　初診の頃は仕事の負担が主訴であったが，長年の経過で妻からの攻撃のストレスへと主訴が変わってきている症例である．本人がコミュニケーションに苦労を感じていたため，発達障害の傾向があることの説明とその受け入れはスムーズであった．

　それでも，妻からのストレスは続いており，本人自身は溜まったものを吐き出すところがない．実家に帰っても家庭の状況は母親には話さないため，病院が唯一のはけ口場所になっている．本人と家族が破綻をきたさないために，通院とカウンセリングの継続を必要としている．

　本症例のポイントは，長年にわたる支持的対応の必要性である．診察時の簡易な支持的精神療法，傾聴的なカウンセリングなどに支えられることによって，現実生活を維持することができている発達障害の事例は少なくない．本症例のように10年以上の長きに渡って支え続けることが必要な例もある．大したことはできていないと考えて，安易に治療終結にすることで，破綻をきたす例も多い．「本人の立場に立って本人を支える」という精神療法の基本は，定型発達者以上に発達障害をもつ人に対して有効である可能性がある．

13 ▶不眠に悩んで受診した30代女性
『こだわりエネルギー』が人を破壊する

受診の経緯

30代前半の女性が，不眠で仕事に行けないという主訴で外来を受診した．話を聞くと，10年近く介護の仕事をしているが，この1か月はほとんど行けていないということであった．問診票に「熱中する，徹底的にやる」と書いてあったので，「何か遅くまでやっているのではないか」と尋ねてみると，家の掃除や片付けをしているということであった．「何時から何時くらいまで？」と尋ねると，「夜7時から深夜1時まで」と言う．それもまず何回も掃き掃除をして，それから床を濡れ雑巾で拭く．徹底的に，休みなく掃除をするようで，「お清めみたいに」と女性は述べたが，とにかく必死にやるらしい．「疲れるでしょう？」と尋ねると，「そう言えば，掃除をした翌日は仕事にいけない」ということであった．どうやら力を使い果たして，くたびれ果ててしまうらしい．女性は何ごともやり始めると，休憩をとらず，徹底的にやるという．

どう考えたか

何回も繰り返し掃除や片付けをすることを強迫性障害圏の病態として捉えることもできるが，不合理感がなく，休みをとらずに徹底的にやるのは，どちらかといえば発達障害のこだわりに近いものと感じた．

女性は，自分の考えを曲げることができず，主張しやすく，いろいろな場面で同級生や同僚とぶつかることが多かった．周囲の人とうまく交われず孤立しやすいようであった．

結婚生活・家庭生活

　この症状は結婚後にひどくなったということだったので，結婚について尋ねてみた．

　女性は数年前に2年ほど，結婚していた．元夫は優しい人であったが，定職をもたず，キャッシュカードで勝手にお金を引き落としたりするルーズなところがある人だった．女性はそのルーズなところを許せず，徹底的に責め続けた．最後には夫のほうが「自分が悪かった．別れよう」と言い，離婚となったという．そういえば，「私の父は暴君で，母親を徹底的に責めた．けっしておかしくはないのだが，細かいところを執拗に責め続けた．それは心理的なDVだったと思う」と女性は述べた．最近，兄嫁がうつ病になったと聞いてから，気分が落ち込み仕事に行けなくなったということであった．「父も兄も私も，みんな同じなんです．相手の非を徹底的に責め，相手を倒してしまう．家族は，みんな似てしまうものなんでしょうか．子どもの頃，父親が怖かった．何も父に言えなかった．でも，私も同じことしてしまう」と女性は話した．兄が兄嫁を責め続けているのを聞き，自分の家族が共通してもっているものに気付き，別れた夫に済まないことをしたと思うようになったと述べた．

何か好きなことはないか

　このまま話が終わったのでは，悲観的で行き詰まったまま，診察を終えてしまう．筆者は面接の後半でできるだけ好きなことや趣味や笑う瞬間などについて尋ねるようにしている．女性にも「あなたの好きなことは？」と尋ねてみた．すると女性から，「結婚前は，週末には山登りを，週1回生け花と，バイオリンを習いに行っていた」という返事がかえってきた．予想外にたくさんの好きなことが出てきたのに驚いたが，同時に嬉しくもあった．バイオリンも生け花も社会人になって始めたのだという．いずれも3年ほど続けていたらしい．

こだわりエネルギー

　そこで筆者は女性に,「あなたの一つのことに一生懸命になる力, それを仮に『こだわりエネルギー』と呼ぶと, それが今は, 掃除や片付けに, そして人の欠点に向かっています. でも, その力はとても強いので, 相手を壊してしまうし, あなた自身を苦しめることにもなる. これからは, もう一度, あなたのこだわりエネルギーを, 好きなことや趣味に向けてみませんか？ もう一つ, 絶対に仕事はやめないでください. 人の役に立つことは, あなたを支えてくれるし, 仕事でエネルギーを使うと, 夜, あまり考えなくなり, 眠れるようになります. 仕事は粘って続けていきましょう」と助言した.

その後, どうなったか

　女性は, しばらくして仕事に復帰した. 好きなことについては, まず山登りから始めた. その後, 掃除や片付けは次第に短くなったが, 同僚やボーイフレンドを, 些細なことで責めるというパターンにはまり込みやすい. 筆者は,「人を責める」というこだわりにはまり込まないように, 折々に助言し続けている.

> **考察**
>
> 　こだわりエネルギーを何に注ぐかということは, シンプルだが, 極めて重要である. **症例2**(☞ p38)の男性はこだわりエネルギーが身体の些細な不調に注がれ, 大きな病気ではないかと心気的になっていた. 女性は, 掃除や片付けだけでなく, 夫の小さな不正にこだわり, 論理的に, 徹底的に夫を責めた. そして, 相手を壊してしまった. それはDVと言っても良いかもしれない. 大局的な幸せや夫の優しさを見ず, 小さな不正を責めてしまう. これが女性自身も気付いていたこだわりであった. 自分を責め, 何とかしなければと思う気持ちは女性の中にもあった. だからこそ, 兄嫁のうつ病がこたえたのである. もちろん, 人の小

さな不正は大目に見て，寛容になる．これは重要な課題である．だが，もっと大切なことは，こだわりエネルギーを，好きなことや趣味に注ぐことではないか．好きなことに熱中し楽しんでいると，人の不正に対して，少しずつ寛容になる．

　誤解がないように慎重に述べなければならないのだが，「正義」「正論」へのこだわりは危険である．「正義」「正論」はしばしば人を破壊する．世界は，異なった「正義」で満ちている．「正義」と「正義」の，不必要な対決や戦いはできるだけ避けたい．それは臨床においても同様ではないかと思う．

14 ▶統合失調症と診断され入院治療をしていた30代女性

急性期なのに笑顔で穏やか？

受診の経緯

　その女性は2人姉妹の妹として生まれ，特に手のかからない子として育った．小学校では卓球部，中学校ではバスケットボール部に所属．短期大学卒業後は事務職やアルバイトをするも，その都度不適応を起こして長続きせず，職を転々とした．次第に「テレビやラジオが自分のことを言っている」などの妄想を認めるようになり，物を投げるなどするため精神科を受診，統合失調症と診断され入院した．以後は何回か症状悪化の時期を認めたが，入院まではせずに薬物調整で落ち着き，通院を続けていた．28歳頃からパン工場での仕事が続くようになり，36歳時に同僚の男性と結婚．しかし，仕事と結婚生活のストレスで症状が再燃し，日常生活も困難となり，離婚となってしまった．その後は実家で両親と3人での暮らしとなったが混乱が強く，クリニックから紹介されて入院となった．

診察時の様子

　女性自身も結婚後より不調になってきたことは自覚していた．離婚したことを否定したいのか，それとも解離症状なのか，「私は離婚したのですかね？」と他人事のように語ったのが印象に残っている．会話は自分のペースで多弁に話すが，内容はまとまりのない滅裂様であり，「テレビから電磁波が出ている，コンピュータが人間を超えていくと思うととても怖い」などの妄想的言動が認められた．

入院後経過

入院後は妄想に基づき，テレビからは離れて過ごしていた．日中は自室で本を読んでいるか，臥床している，もしくはホールで椅子に座り一人でゆっくり過ごしていることが多かった．他患者やスタッフとの自発的な交流はなかった．他患者から話しかけられると，常に聞き役に回り笑顔で対応していた．このような病棟での穏やかな様子は，急性期の状態としてはやや違和感を感じた．

経過とともに次第にテレビへの恐怖感はなくなり，「だいぶテレビを見られるようになってきました」と語り，妄想的な言動はなくなった．作業療法にも少しずつ参加はできるようになってきたが，大人数がいる活動時は表情が硬く，リラックスはできていない様子であった．少人数での活動では楽しそうに参加している様子がみられた．

入院前の生活では，仕事がない日は自宅で過ごすか，図書館でゆっくり本を読むなど，静かな環境だったという．そのうち不調になる前の様子も語ることができるようになり，「段々音が嫌になってきた」と聴覚過敏の亢進の自覚も話してくれるようになった．幻覚妄想は軽快したが，思考のまとまりのなさは持続していた．例えば，採血を行う前の会話では「怖い，怖いです．針が嫌なのでやめてください．この前〇〇の先生に診てもらってどこもどうもなくて，『検便』をすることになったんです．それで…」などとまとまりなく話した．

このまとまりのなさに対して，両親がこれまで疑問をいだかずに困る様子もなかったというのは不思議であった．多弁さはあるものの，こちらの制止を素直に受け止め，話を聞くことはできるようになったため，外泊を繰り返し，退院となった．

どう考えたか

幻覚妄想は一時的に強かったものの一過性であり，自我障害ははっきりしたものはなかった．テレビや音に関しては感覚過敏であり，急性期が治まった後にも続いている．まとまりのない会話は，統合失調症の滅裂とは違い，

むしろコミュニケーションや想像力の低下からきているように感じた．仕事に関しても，改めて話を聞くとスーパーマーケットの掃除や詰め物は何とかできていたのに，レジ打ちには非常に混乱し，次第に意欲低下のエピソードもあったようだ．アルバイトを転々とした不適応も，コミュニケーションが問題だったようであった．これらを考慮すると，女性には発達障害の特性があると考えられたため，その後は女性の不得意さを援助していくことを治療方針とした．

退院後

退院前後に本人と家族に心理教育を行い，一度に多くのことをしようとすると混乱しやすいこと，感覚が過敏になるのは調子が悪くなるサインであることなど，本人の特性を理解してもらった．そして，一人で頑張ろうとすると無理がかかりやすいので，何か物事を始める時は自分で決めずに家族や主治医に相談することを約束してもらった．

その後は，何度か不調になりかけることがあったが，感覚過敏などの症状が現れたときには薬物調整よりも両親を含めた話し合いを直ちに行い，負担になっていることを取り除く対応をすることで，翌日には症状が軽快することが何度もあった．現在は，日中は散歩や母親との買い物，週に一度作業所に通所しており，外来通院は1か月に1回程度で済んでいる．

考察

一見，「普通の」統合失調症にも見える事例である．しかし，自我障害のなさ，幻覚妄想消退後も続く独特のまとまりのなさ，感覚過敏などから発達障害特性を疑うことができた．すると，今回の急性期症状は，結婚による他者との共同生活と，仕事でのレジ打ちなど自分のペースでできない仕事の負担などが一度に押し寄せ，過敏性が亢進したことによって起きたと考えることができる．

統合失調症と思われる急性期の事例は，当初は統合失調症急性期としての治療が行われることとなるが，急性期が落ち着いてきた時期に，本人の持って生まれた特性や特徴が現れやすい．その時期の言動などから，発達障害特性を疑うことができる事例が少なくない．細やかな症状観察と評価の重要性を学ばせてもらった事例である．

15 ▶両親と上司に広汎性発達障害と"診断"されていた30代男性

首の傾きを直せば
発達障害じゃなくなる？

受診の経緯

　その30代の男性は，自分では特に問題を感じていなかったが，会社の上司から産業医との面接を勧められ応じたところ，「困っていることはないか」「部下との関係に問題はないか」などと質問され，不思議に感じたという．さらに産業医から，メンタル的な病気がある可能性があり，専門医を受診して検査を受けるように勧められ，両親および上司とともに当科を受診した．

初診時

　男性はスーツ姿で，いかにも真面目な会社員という雰囲気．緊張のためか，やや硬い表情ではあったが，穏やかに会話ができ，姿勢，ジェスチャー，言葉使いなどに不自然さは感じられなかった．男性は「自分としては特に困ることはないが，会社で勧められたので受診した」と話し，産業医との面接時に寝付きが悪い日があると話したので，うつ病が疑われたのだろうと解釈していた．しかし産業医からの紹介状には，「前任者に比べて仕事が遅く，部下とのやりとりが噛み合わないことがあり，上司が指摘しても変化は乏しく，周囲は困惑している．広汎性発達障害が疑われ，心理検査をして診断がつくようならアドバイスが欲しい」と書かれてあった．

　両親も男性を広汎性発達障害だと考えていた．その根拠として，持参した診断基準やインターネットの記事などのコピーを示しながら，幼い頃から対人関係は苦手で一人遊びが好きだったこと，友達に仲間はずれにされてもそのこと自体に気付かなかったこと，首をリズミカルに動かしたり，首を傾け

たままじっとしていたりするなど反復的な動作があったことなどを挙げた．また，今でも首が傾いていることがあり，その証拠として最近の会社の宴会での写真を見せてくれた．その写真には男性の後ろ姿が映っていたが，首は多少傾いてはいるものの，違和感を覚えるほどのものではなかった．ただし，宴会の賑やかさが伝わってくるような写真の中で，男性だけは少し離れて背筋を伸ばして座っていた．両親と上司は何度か連絡を取り合っていたらしく，広汎性発達障害については当初は両親が指摘したようだが，初診時には上司も同じように考えていた．両親によると，男性の兄も同じく広汎性発達障害に当てはまるのだと言う．

これまでの経緯

　男性は，大学院卒業後に就職した大手企業で経理業務に約 6 年間従事し，今春配置換えとなり，同時に係長に昇任．経理を担当していた時は，やや堅苦しいところはあるが実務能力は高く，ミスも少なく上司から最終チェックを頼まれることもあるなど，業務面では信頼されていた．欠勤はなく，職場の宴会などにも参加していた．配置換えとなってからは，それまでとは異なり業務の種類が増え，また数人の部下を持つようになった．男性は，上司との面接で，「自分自身に経験がない業務を部下に指示することは難しく，思うように業務が進まない」と話したことがあるものの，産業医の紹介状に書かれていた周囲の困惑には気がついていなかった．上司が，業務が遅れていることを指摘し，工夫するようにアドバイスすると素直に従ったが，次の似通った業務でも以前と同じ原因で遅れを出してしまい，上司が再度同じアドバイスをしたこともあった．上司は，以前の部署での高い評価と現状との差に戸惑い，男性が時に見せる疲れた様子から，配置換えをきっかけに男性がうつ病になったのではないかと疑い，産業医に相談したのだった．

男性との面接

　男性，両親，上司との面接を一通り終えた時点では，どう対応すべきかとまどった．男性自身は大きな問題を感じておらず，産業医に勧められてうつ

病の検査を受けにきたつもりであったが，周囲は心理検査を行い，広汎性発達障害と診断し，それに基づくアドバイスをしてほしいと求めていた．そこで，改めて男性のみと面接し，両親も上司も，会社での様子が以前とは違ってきていると感じて心配していることを伝えると，男性も，以前の経理業務の時と同じようには集中できなくなっていると話した．心理検査については，ひょっとすると今の業務が向いていないのかもしれないこと，検査を受ければ能力のバランスなどがわかり，業務の向き不向きや工夫の仕方のヒントが得られるかもしれないことをまずは説明した．その上で，検査の予約はするが，それまでに検査を受けるかどうか考えてみるように伝えた．男性は，診察室から出る際，診察時間が長くなり昼休みの時間まで対応させてしまったと筆者に謝り，丁寧にお礼を言った．

両親・上司への説明

両親に対しては，男性には広汎性発達障害の傾向はあるのかもしれないが，"傾向"は誰の中にもあり，特に両親は生まれてからこれまでのことを一番よく知っているので，診断基準に当てはまりそうなエピソードも思い出しやすく，心配しながら診断基準を眺めていると診断がついてしまうことが多いと説明した．また，大学進学時に親元を離れて以来，つい最近まで問題なく社会生活を送ってきており，今の業務が合わないだけかもしれないと伝えた．

上司には，うつ病ではなさそうで，広汎性発達障害の傾向があるとしても，これまで問題なく勤務できていたことから，今の問題は適応障害の要素が強そうであり，業務内容についての検討をお願いした．上司は，男性のことを「経理のプロ」と表現し，支持的に接しているようであった．

その後の経過

心理検査と2回目の診察を予約していた日，男性は時間通りに一人で受診した．男性は，初診後，両親から，幼い頃からの言動が広汎性発達障害の診断基準に当てはまる点が多いことを指摘されたと述べた．両親との話し合い

の際は3人とも冷静であり，自分では覚えていない部分はあるものの，両親の指摘はもっともであり，診断基準に従えば自分は広汎性発達障害に当てはまると感じたという．また，自分でも広汎性発達障害について調べたところ，複数の作業を同時に進めることが苦手なこと，仕事中に音や話し声が聞こえると極端に集中力が落ちること，会話の中で「悔しかった」などの感情表現が出てくるとどう答えればよいのかとまどってしまうことなど，広汎性発達障害にあてはまる面が多いと話した．首の動きや傾きについては，中学生の時に教師に指摘された記憶があるが，今はほとんどないはずで，両親が気にし過ぎなだけだと思うと話した．男性は，心理検査についても自分で調べており，どのような検査を予定しているのかを尋ね，受けたほうがよければ受けるつもりとのことであった．

　この時点で，男性は，両親によって広汎性発達障害と"診断"され，さらに"告知"されていた．"診断"は診断基準に照らし合わせて行われており，間違いはないようにも思えた．しかし筆者は，わずか数か月前までは問題なく社会適応ができていた人物を，現在の適応不全のみで評価することには違和感を覚えた．そこで，男性に対してもその旨を伝え，「優秀な経理のプロであるあなたは少しも変わっていないはず」であると指摘した．心理検査は保留として，今後の診察では，自身または周囲が問題と感じる具体的な状況について，対処方法などを相談することを提案した．

　4回目の診察時，男性の表情がいくらか明るくなったように見えた．男性によると，係長のまま経理業務に戻れることが決まったという．また，広汎性発達障害の診断基準を眺めていると，「行動によって定義される」との記載があり，「行動なら練習すれば変えられるはずで，行動が変われば診断基準に当てはまらなくなる」ことに気づいたと述べた．両親がこだわっている首の傾きに関しては，「首をまっすぐにすれば両親は治ったと思うのかもしれないので，両親の前ではまっすぐにしている」と，少し笑顔で話した．心理検査についての話題は出なかった．問題となる状況の対処方法についての話題も出ず，少し触れてみると，「音に敏感なので耳栓でもしてみようと思う」と話すのみで，深まらなかった．経理業務に戻ればまた前のようにやれそう

だと自ら話し，また困ったら受診してもらうこととした．それ以降，本人の受診はない．

約2か月後，両親のみ来院した．職場では，本人が上司と話し合い，業務中に遮音目的でイヤホンの使用が許可され，特に問題なく過ごせているらしい．母親は，男性が両親の前では首をまっすぐにしようとしていることに気付いていた．また父親は，首の傾きが目立っていた時期は何かがおかしかったが，首の傾きが治まるのにつれて元に戻ったと話した．診断についての話題も出たが，経過を振り返れば適応障害と言えるだろうと伝えると，両親ともうなずいていた．

考察

本症例では，初診前に問題となっていたことは数か月で治まり，その点では順調な治療経過だったと言えるかもしれない．当初は周囲の困惑ばかりが目立ち，本人はあまり困ってはいないように見えたが，その後のやりとりの中で，いろいろな違和感や困惑があったことが明らかとなり，それらは少なくとも日常生活に支障のないレベルまでは軽減し，元の適応状態を取り戻した．

本症例の治療経過を振り返ると，治療者はただ見守っていただけのように思える．初診時には両親と上司によって"診断"されており，間もなく両親がそれを男性に"告知"していた．男性はそれを受け入れ，自分なりのやり方で"治療"を試みようとし，会社の理解と配慮も加わり，適応を取り戻し，周囲による"診断"は外された．広汎性発達障害らしきものは"治癒"したと言ってよいのかもしれない．治療者は，診断にも告知にも参加せず，心理検査も行わず，支持的に見守っていただけである．男性が，「行動によって定義されるのであれば，行動を変えれば広汎性発達障害ではなくなる」と考えたことに対しても，特に説明を加えず，むしろ支持的に接した．父親が首の傾きにやや強いこだわりを持っていた

ことに関しても，男性自身が首の傾きを改善の象徴として使おうとしているようであり，特に介入はしなかった．なお，男性は，産業医に勧められて間もなく当科を受診しており，また両親による"診断"を抵抗なく受け入れるなど，周囲の意見やアドバイスを素直に受け入れる傾向があった．この傾向は，周囲の連携が悪い場合には男性を困惑させる要因になり得るものの，今回は両親と職場の上司との関係は良く，治療的に作用したと考えられる．

　診断は，両親に伝えたとおり，適応障害と考えている．男性に広汎性発達障害の傾向があることは確かであり，状況によってその傾向が目立ち本人も周囲も困惑していたが，それも数か月で治まり，適応も取り戻しているので，広汎性発達障害との診断は不要であろう．あえて表現するなら，診断基準などに記載された診断名ではないが，"一過性広汎性発達障害"と言えるのかもしれない．

　広汎性発達障害ないしはその傾向をもつ患者が不適応になった場合，心理検査を行い，診断を付け，告知し，障害について説明した後は，別の形での適応を支援することが多いように思う．時には，障害の説明をした後は就労支援施設などに任せることになり，その後の経過がわからないこともある．しかし，新たな適応という変化を求めるのではなく，時には本症例のように，かつて患者が適応できていた状況に戻ることを試みることが治療的に作用する場合がある．元の状況に戻る過程で，患者の持つ傾向に注意しつつ，思考や行動の長所・短所について向き合う機会を作ったり，その利用法や，またはそこから生じる問題を解決する工夫について話し合ったりできていれば，その先に経験することになる別の問題に対処する際にも，少しばかりの支えにはなるように思う．

　本症例は成人の発達障害の「診断」が持つ数々の問題を端的に表している．即ち，「誰にとって」の「何のため」の診断なのか，を改めて考えさせてくれるエピソードである．

16 ▶通院はしていたが服薬はしていなかった30代男性

幻聴か，それとも
フラッシュバックか

受診の経緯

「統合失調症と診断され通院しているが，薬を飲むと頭がしんどくなるので，数年間，薬を飲んでいない．でも先生は薬を飲まないと再発するから絶対に飲まないといけないと言う．だから，飲んでいないと言えない．どうしたらいいだろうか」と，30代の男性とその母親が，遠方から受診してきた．

男性は高校卒業後，就職先がみつからず親戚の仕事の簡単な手伝いをしていたが，それが廃業となり家にこもるようになった．その頃より，「お前の絵，誰かの盗んだんだろう」とか「正直者ならこっちに来てみろ」などと，責めるような声が聞こえてくるようになったという．

そのため精神科病院を受診したところ，統合失調症と診断され，抗精神病薬を処方され服用するようになった．しかし，薬を飲んでも幻聴は改善せず，手指の振戦や流涎などの副作用が出現したために，「生命の危険があるのではないかと思ってやめた」という．薬はもらっても飲んでいなかったが，デイケアには週2日，作業所には週3日通っていた．通い始めてから声は聞こえなくなったということであった．「これまで外に出た時に人が怖いと感じたことはなく，逆に家にいると，父親に暴言を吐かれ，暴力を振われるので怖い．外に出たほうが安心する」と話した．

発達歴

付き添いの母親に子どもの頃について尋ねた．母親によると，話し始める

のも遅く，保育園では，他の子と遊ぶのが苦手で，落ち着きがなく，気に入らないときには壁を叩いたりした．しかし絵を描くときには，自分の世界に入り，鉛筆をもってずーっと描いていた．小学校の時も机や窓を繰り返しバンバン叩いたりして落ち着きがなく，学校では「もうこれ以上，世話できない」と言われたが，親が頼んで何とか行かせてもらっていたという．成績は普通だったが，中学校では「くさい」「汚い」などと言われてイジメられていた．幼小児期より，多動，集団参加の苦手，パニック，自傷行為などを認めた．

さらに家族について尋ねると，父親はカッとなってよく怒り，暴力もふるうということであった．また他の兄弟も引きこもりがちであることがわかった．

どう考え，どうしたか

これまでの情報から，男性の幻聴は非難をするようなものではあるが，不特定多数の人による幻聴や被害妄想はなく，現実に家で父親から叱責されたことがフラッシュバックして幻聴のように聞こえていた可能性が高いと考えられた．

発症当初より，抗精神病薬を服用しておらず，それでも症状は改善してきていたので，抗精神病薬はこのまま服用せずに経過をみようと助言した．ただ，服用していないことを主治医が知らないのは治療的ではないので，筆者から主治医に手紙を書くことを提案した．だが，男性は「先生に申し訳ないのでどうしても書いてほしくない．また薬を飲まなくならないといけなくなるのが怖い」と言い，手紙を書くことを許してくれなかった．しかし，デイケアと作業所はぜひとも続けたいということであったので，今のままを続ける，もし幻聴などがあらわれて苦しくなれば，もう一度相談に来てもらう，ということになった．

男性にはデイケアや作業所に行き，父親との接触時間を短くすることや，そこで好きな絵を描いたり，スタッフと話したりすることが役立っているように感じた．

考察

　筆者は男性を1回しか診察しておらず，幻覚妄想を呈した急性期の状態を，統合失調症と考えるかどうかの判断は困難である．ただ，少なくとも幼小児期と診察時点をつないで考えると，発達の問題がベースにあると考えられた．だが，留意すべき点は，この症例も後述の**症例 25**(☞p137)と同様に，急性期の症状が続いている時期に，薬をやめても，落ち着いていったという経過である．症例 25 と異なっていたのは，薬を服用していないということを伏せたまま通院を続けており，なおかつそれを筆者がフィードバックできなかったことである．

　男性のように，彼を責める声がフラッシュバックするように聞こえるタイプの幻聴が主体である場合は，薬物療法の短期間での減量・中止を検討してもよいのではないか．危機的な時に短期間服用するという薬物療法で十分である可能性がある．

17 妄想型統合失調症と診断され隔離処遇となった20代女性

保護室から出るにはどうすればよいか

受診の経緯

　自分が話すこと自体は好きなほうであったが，小学校高学年時より人間関係が苦手となり，周囲に対して被害的になりやすくなったという20代女性．中学1年生の時に「自分の悪口を言っている」「家の周りにクラスメイトが来て悪口を言うのが聞こえる」「テレビで芸能人やアナウンサーが自分の悪口を言っている」と訴えて不登校となった．精神科を初診したが通院は数ヶ月で中断，その後は転医を繰り返した．中学校は別学級に通って卒業し，通信制高校を卒業した後はコンビニなどで短期間レジ打ちなどのアルバイトを行った．20歳の頃には「頭がおかしい」「腕がコンクリートでできている」などの体感幻覚を認め，警察や救急車を呼んでしまい他院へ入院したこともあった．交際相手のいる男性に恋愛感情を一方的にいだき，妊娠しているという妄想から産科を受診したりもした．別の知人には被害的となり，度々電話をするなどの行動化を認め，また妄想に左右された言動に家族も疲弊したため，紹介され受診し，医療保護入院となった．

初診時

　「妄想型統合失調症」として入院治療が始まった．妊娠妄想は持続しており，産科を受診したいなどと訴えた．意にそぐわないことに対しては大声をあげる，物を投げるなどの行動がみられ，その口調はぶっきらぼうで，丁寧さにかけるものであった．疲弊した家族との関係も悪化しており，家族に対する不満を訴えることも多くみられた．

入院後経過

　閉鎖病棟であることや外出が許可されないことなど，入院環境に対しての不満を多く訴えたが，毎回の診察や服薬などに対しては抵抗なく応じてくれた．入院後も妄想は改善しないため，抗精神病薬を十分量まで増量した．しかし，入院から1か月が経っても被害妄想や興奮が強く，隔離処遇となった．保護室では暴言を吐きながらも部屋移動を何度も希望したが，隔離による刺激遮断のせいもあってか興奮は改善し始めた．

　家族から話を聞くと，人付き合いが苦手であることや，学校やアルバイト先で同級生や同僚との関係不一致から被害的となり，退学や退職してしまうことが何度もみられたことがわかった．その話から自閉症スペクトラムの可能性を考え，これまでの薬物療法中心の治療を改めることにした．抗精神病薬は漸減し，しっかりと約束をし目標をはっきり提示しながら時間を作ってデイルームなどで過ごす時間を増やす対応を始めた．

　枠決めと約束の対応が奏功した様子で，2週間ほどで精神病症状は改善していき，落ち着きもみられるようになった．希望の強かった家族との面会や外出を許可したが，外出時に妊娠妄想の相手に電話を掛けるなどの行動が見られた．そのため，できなかったことなどに対しては約束をわかりやすく紙に書いて行うなどの対応をしたところ，その後は妄想や精神運動興奮などは見られなくなった．一方で，毎回診察ではぶっきらぼうな口調で話す，年配医師の診察でも馴れ馴れしく話す，職員に要望を述べる時に必要以上に顔を接近させて話すなどの不自然な行動は続いていた．また，立ったり座ったりごそごそする，相手の言うことを最後まで聞かず一方的に話しだすといった特性なども目立つようになった．改めて家族に話を聞いたところ，発病以前から自閉症スペクトラム的な傾向だけでなく注意欠如・多動性障害（ADHD）的な側面もあることがわかったため，入院2か月後からアトモキセチンを追加した．アトモキセチン処方後は，紙に書いて行った約束はしっかりと達成することができるようになった．外泊でも家族と妄想的な面での言い合いなどもみられなくなり，入院後約3か月で退院となった．退院時処方はアトモキセチンが主剤で，抗精神病薬はごく少量になった．退院後は紹介元に紹介となった．

考察

　本症例の第1のポイントは，抗精神病薬の無効と隔離処遇による刺激遮断による落ち着きである．統合失調症でも刺激遮断で症状が軽減する例は時にあるが，発達障害の場合は，薬には全く反応しないのに，場所が変わるとケロリと症状軽快する例がしばしばみられる．第2のポイントは，「枠決め」である．保護室から短時間出ている間の行動目標をはっきりと説明し，どう過ごせば保護室から出る時間が増えていくかを，見通しを持てるように明確に説明したところ，保護室から出る時間を増やすことができ，興奮が戻ることを防ぐことができた．第3のポイントはADHD的側面にも気づいたことである．このような傾向は不穏興奮などの急性期的症状が落ち着いた後に明瞭となることが多い．アトモキセチンを主剤とし，わかりやすく紙に書く対応で，退院までもっていくことができた．急性期病棟での観察の重要さを教えてくれた症例と言えるであろう．

18 ▶被害的で転院を繰り返していた20代女性
あなたは私がここで診ようと思う

受診の経緯

　その女性は高校の頃から人間関係がうまくいかないと感じるようになった．栄養士になりたい，留学をしたいなどの夢はあったが，それらを果たすことはできず，短大卒業後に就職したもののうまくいかず，短いときは1日，長くても1年ともたず仕事を転々とした．そうしたイライラから次第に家庭内でも暴力が出るようになった．20代前半の頃から「精神的に不調で調子が悪い」と言って，当科を含めていくつもの精神科を受診していた．そして「悪口を言われている気がする」「周りから見られている」と訴えたり，容易に被害妄想をいだきやすいことから統合失調症と診断され加療をされていた．しかし，どの医療機関を受診しても主治医との関係性を築くことができず，数か月単位で病院を転々としていた．次第に被害感が強くなり，両親との関係も悪化し家庭内の暴力も増えたため，再び当科に通院することとなった．

診察時の様子

　些細な言葉のやり取りをすぐに被害的に受け止め，「もういいです！」「先生は私のことをバカにしているんでしょう!!」と突然怒り出すことが多く，診察室を出て行くこともしばしば．しかし診察が終了してしばらくしたのちに，「取り乱してしまってすみませんでした」と電話をかけてくるといった素直な面もあった．落ち着いて話をできるときは，生活のこと，仕事のこと，家のことなど隠さずにすべて正直に話していた．親に対して暴力をふるってしまったことや，仕事を辞めさせられた際に店長から「あなたの態度は接客

には向いていない」などと言われたといったことも，特にためらう様子もなく普通に話していた．表情変化は乏しく，いつも薄っすらと笑いを浮かべたような表情で，会話にも抑揚がなく一本調子なしゃべり方だった．また，このことが彼女の対人関係をこじれさせる大きな要因の一つだと思われるのだが，こちらから質問したときの答え方は，反抗期の子どもが親や教師をわざといらだたせようとして言う感じの，「あー，はいはい，わかりましたぁ」「はぁ？　わかりませぇん」などと相手を小馬鹿にしているような答え方をしていた．

発達歴

　発達歴について徐々に尋ねていくと，両親ははっきりと覚えていないということだったが，幼少期はかんしゃく，夜泣きが多い子で，幼稚園のときは先生から「わがまま」「手がやける子」と言われていたという．中学・高校と3人グループで行動することが多かったが，自分以外の2人の仲が良く，自分はその間にどう入っていったらよいかわからなかったようだ．高校2年で休みがちになったが，父親が登校させようと女性を階段から引きずりおろしたり，時には手が出ることもあったそうである．冗談が通じにくく，テレビを見ていても，みんなが笑う場面で「何を笑っているの？」と言ってシラケさせることが多かった．コーヒーはいつも同じ店で同じ銘柄を買っていた．また予定が変更になると混乱することもよくあった．昔のことは詳細に記憶していたり，「向かいの店が朝早く，シャッターをわざと大きな音で開けて私が眠れないようにするんです」といった聴覚過敏などもみられた．

　このようなコミュニケーションの問題，社会性の問題および衝動性が高いことが女性の問題で，これらの問題から二次的に被害的になったり，家族に対しての暴力行為が出現していると思われた．そして当科では，女性は統合失調症圏というよりも発達障害圏ではないかと考えるようになったのである．

> **経過**

女性が主治医に腹を立て，転院や通院中断からしばらくして戻ってくると，主治医は転勤していることも多く，これまで何人もの当科医師が彼女に関わった．各主治医は発達障害であろうと考えて，それぞれの視点から人との関係を改善しようとし，家から離れる時間を作ろうとして作業療法を勧めてみたり，生活のサポートを考え支援を受けるように勧めてみたり，両親とも何度も面接し，彼女と衝突しないような対応を話し合ったりした．両親と離れて一人暮らしをしてみた時期もあった．だが，どれも彼女が拒否をしたり途中で辞めたりして，長く続くことはなかった．当然，薬物治療で少しでも衝動性を和らげようとも試みられたが，少量の抗精神病薬は内服するが，毎回のように「薬は要らないと思うんですけど，やめていいですか？」と言って服薬をやめていた．困っていることの症状緩和のためには必要であると説明しても聞き入れることはなく，最終的には「もう薬は要りませんから！」と怒って診察室を出て行くのであった．

生活においては，両親に暴力をふるったり，家の物を衝動的に壊したりが続いた．家の外でも，人の足につまずいたときは「わざと転ばせようとした」と相手に食って掛かったり，犬の散歩中に「かわいいから写真を撮らせてください」と言われて写真を撮らせてあげたものの，犬以外に何か撮っていないか写真を見せろと言って相手ともめたりした．アルバイトをしても，客からのクレームが来て問題になったり，客と大喧嘩をしたりと，とても安定した生活とはいえない状況が続いていた．

診察室でもよく大声で怒り，「もう来ません！　〇〇病院に行きます！」と宣言して診察室を出て行くこともしばしばであった．前主治医の転勤の際に転院したが，いつものようにしばらくたって，「△△病院ではケンカになるのでこっちに来ます」と言って再来し，筆者が主治医になった．だが，これまでの主治医と同様に，家庭内での暴力や周囲の人とのトラブルは変わらなかった．診察室でも怒りだすことが多く，毎回診察の終わりは「△△病院に行きます！」と言って彼女が怒って診察室を出て行く，ということが続いた．しかし，次の予約日には何もなかったかのように受診してくる．その間に△

△病院に行ってそこでも同じやり取りが行われ，2つの医療機関で同じことを繰り返していた．

ターニングポイント

「あっちの先生はこう言った」といったことや，薬物治療に関しても2つの医療機関を行き来するのは治療的ではないので，「家が近いほうがいいならばここに来ればいいし，女性の医師のほうが話しやすいならば△△病院に通えばいいし，あなたの好きなほうを1つ選んだらいいよ」と説明して，通院先を1つにしたほうがよいことを伝えたが，何も変わらなかった．自分で決めることが困難なのかもしれないと考え，「予約を取ったから次はいついつに来てください．」と伝えてみたが，「もうここには来ません！」と怒って帰った．毎回の診察のたびに診療情報提供書を△△病院に書くといった非常に面倒なことが続いた．

そんなある時，いつものように「△△病院に行きます！」と彼女が言った．そのとき筆者は「あなたは私がここで診ようと思う」と答えた．すると，「わかりました．次はいつですか？」という答えが返ってきた．筆者は「いいです．△△病院に行きますから！」という反応を予想していたので正直びっくりした．たまたまではないかとか，他に何かあったのではないかとも考えたが，それ以降，「△△病院に行きます」というやり取りはパタリとなくなり，△△病院を受診することもなくなった．「あなたは私がここで診ようと思う」という言葉は明らかに彼女の中に入ったようだった．

どう考えたか

今までのやり取りを考え直してみると，彼女が怒るのは，薬の必要性を説明する時や，「こうしましょう」とか「こうしなさい」といった，彼女に対して何かを諭そうとするときが多く，それに反発するかのように「イヤです」となっていたのではないかと考えた．彼女はこれまでに，無理矢理学校に連れて行かれたり，自分では意味がわからないまま仕事を辞めさせられたり，常に上から抑えられる体験をしてきていた．診察の際の彼女を諭そうとする医

療者の姿勢などが含む「上から目線」的なところを敏感に感じ取り，被害的に受け止めていたのではないか．それに対して，「あなたは私がここで診ようと思う」という言葉は，筆者自身の意思を伝えただけに過ぎないのだが，女性にとっては上から言われた感じはなく，かといって自分で選ばないといけないものでもないので，素直に受け入れることができたのではないかと考えた．

そこで，これまでに拒否が強かった薬物治療についても「あなたにとって必要なものだから続けましょう」ではなく，「（私は）あなたはこの薬を飲んでいるほうが落ち着いているように思えるので，続けたほうがいいと思う」と伝えるようにしてみたところ，「じゃあ，続けます」と述べ，以前のような拒否は見られなくなった．

その後

最近の女性は，少なくとも診察の際にはとても落ち着いて話すことができ，前述のように薬物治療についての話や支援についての話なども怒ることなく，穏やかに話すことができている．また，以前は両親が別でよく相談に来ていたのだが，ここ最近は家でのトラブルも減ったようで，そのようなことはほとんどなくなった（それはそれで，女性とのコミュニケーションの取り方について両親と話し合うせっかくの機会がなくなったので困るのだが…）．女性の暴力は完全になくなったわけではなく，仕事も続けてできるようになったわけでもないが，他の人とのやり取りの話や，これまでは受け入れてもらえなかった支援の話なども少しずつできるようになってきている．

考察

我々はコミュニケーションにおいて，「相手にどう伝わるだろうか」「相手はどう受け止めるだろうか」を考えながら伝えようとする．それは受け取る側も同じである．それでも思うように伝えることができずに，

すれ違ったり，誤解を生んだり，時には相手を傷つけてしまうこともありながら日常を生きている．相手の心情を読み取ることが苦手であれば，なおさら苦しむことが多くなるだろう．時には，こちらが想像していることと全く違う受け取り方をしていることもあるかもしれない．

診察場面では，治療や薬の説明など，医療者側が全く意識していなくてもどうしても「上から目線」になってしまっていることが多い．それを敏感に感じ取っていたかもしれない本症例の女性を通じて，ほんの少し伝え方を工夫するだけで，きちんと伝えることができることもある，と改めて言葉の「伝え方」「受け取り方」を考えさせられた．

女性は，両親をはじめ周りの人からの関わりのほとんどを被害的に受け取っていた．周りの人すべてと戦っているかのようであったと言ってもよいほどである．そこには，「誰も自分のことをわかってくれない」という気持ちがあったのであろう．しかし，筆者が何気なく言った「あなたは私がここで診ようと思う」という言葉は，女性の中に入った．これによって，女性は初めて「人とつながった」と思えたのではないだろうか．それ以後は主治医である筆者に対して肩肘を張るように突っ張る必要もなくなり，筆者とつながったことをきっかけにして，他の人とも対立せず，つながり始めている経過だと考えることができる．

周囲のすべてが敵のような構えのまま，苦しい人生を生きている発達障害の人は非常に多い．ふとしたきっかけで，誰か一人であってもつながることができるようになると，本人にとっては「この世界は敵の集まり」ではなくなり，周囲と戦う構えが緩んでいく契機になることがある．一人でもよいから誰かとつながることが，周囲全てとの関係を改善していくきっかけになることを教えてくれた貴重なケースであろう．

19 ▶家族との喧嘩などで入退院を繰り返していた70代女性
「有効期限」「社会常識」というキーワード

受診の経緯

70代前半の女性．20代に統合失調症を発症し，数回の入院歴があった．過去の診療録には，関係被害妄想や幻聴などの記載があったが，この20年余りは，家族と口論し，興奮し昏迷・無言となり入院するということを繰り返していた．

「有効期限」「社会常識」？

入院時，女性は「私の主人も子どもも，整理整頓だけをしてくれたらいいとばかり言う」と怒ったように述べた．それがいつも口論のきっかけのようであった．「整理整頓」という言葉が気になり，「整理整頓は苦手ですか？」と尋ねると，「新聞の広告はその有効期限を確かめて，ストッカーに入れておかなければならないし，新聞は社会常識を身につけるためにもっておかなければならないし…」と話した．「有効期限」「社会常識」などにこだわって，「整理整頓」ができず喧嘩になるというのは，50年の統合失調症の病歴といささか不釣り合いなように感じた．そこで「ひょっとして，あなたは新聞やチラシだけでなく，家の片付けをきちんとしようと頑張っているのだけれど，どうしても物がたくさんになり，家がゴチャゴチャして困ってしまうのではないですか？」と尋ねてみた．すると女性は「そうなんです．でも，主人と息子たちに，いつも『片付けろ！　捨てろ！』と言われて，月に1回の資源ごみに頑張って出そうとしていたんです」と答えた．

さらに女性は「今回入院になったのも，私が夫に資源ごみを出してちょうだいと言ったのに，夫がテレビをじっと見ていて動かないものだから，腹が

立って喧嘩になって…．そのときにちょうど近くに住む息子が来て，息子の家に連れて行かれて，頭を冷やせと言われたのですが，それでも腹が立つのがおさまらなくて，病院に連れてこられたというわけです．元々，資源ごみに出せと言ったのは夫なのだから，私が作った資源ごみを出さない夫が悪いのに，何で私が入院になるのかわからない」と入院までの経過を話した．

　夫によると，家の中は，古い新聞やチラシ，雑誌，服などが山のように積まれていて，まさに「ごみの山」なのだが，夫が少しでも触ったり，片付けたりすると激しく怒るということであった．息子が説得して，古い物は資源ごみに出すということになったが，その量はほんの僅かで，今でもどんどん物が増え，溜まっていっているということであった．「だから，私も腹が立って，資源ごみに出さなかったんです．昔から，融通がきかず，自分の考えを通すものだから，誰とでも喧嘩になって，人付き合いもうまくいかなかった」と夫は話した．

どう考え，どう対応したか

　女性の話した「有効期限」「社会常識」というキーワードと夫の話した生活史から，女性は独自のこだわりやルールをもつ広い意味での発達障害圏で，「溜め込み症」もあると考えた．現在の状態は統合失調症の残遺症状かもしれないが，元々発達障害の傾向をもっていたとも考えられる．たとえば症状，切り替えの困難や情報処理の問題などの，慢性期の統合失調症の症状だと思っていたものが，実は発達障害の症状として理解できる場合は少なくない．

　しかし，このままでは夫婦喧嘩にブレーキがかからない．そこで，筆者は女性と夫に，次のような提案をした．

　「ご主人の言われるように，整理整頓はとても大事なことです．それは奥さん（女性）もよくわかっておられます．でも奥さんにとって一つひとつのものは捨てられない大切なものでもあります．だから，整理整頓について話していると，お２人ともカーっとなってしまう．でも，それでは家庭が平和になりません．これからはヘルパーさんに来ていただいて，毎週，片付けを手

伝ってもらいませんか．その際は，捨てるルールを決めましょう．まずは，10年以上前の新聞とチラシを捨てる．それから始めませんか」と提案した．

女性は当初，他人が家の物を触る，捨てるということに強い抵抗があったようだが，「10年以上も前の新聞とチラシが必要になることはない」ことと，「家庭を平和に保つ」という言葉には納得がいったようで，最終的にヘルパー導入を受け入れてくれた．

ルールを決めたのがよかったのか，ヘルパーが家に入るようになったのがよかったのかわからないが，その後，夫婦喧嘩は減り，精神症状は徐々に安定していった．

考察

女性にとって，溜め込んでいるものは，価値のある大切な物であった．だからこそ，物を捨てることを巡って，夫や子どもと繰り返し激しい喧嘩になったのである．それも単なる喧嘩に止まらず，興奮や昏迷に至り，入退院の繰り返しとなっていた．症状の一番激しい時期をみれば，確かに入院や薬物療法は必要だったかもしれない．だが，その対応だけでは不十分である．

このような激しい興奮や昏迷，そして頻回入院をくいとめるには，発達障害と溜め込み症の理解と対策が不可欠である．特に溜め込み症は夫婦や家族だけではなかなか解決できない．「なぜ片付けないのか」「私の大切なものをどうして捨てるのか」などと感情的になりやすく，事態はこじれやすい．冷静な第三者のもとに，本人の納得のいく片付け（ごみ捨て）の方法やルールを作ることが求められるのである．

20 ▶父親に連れられて受診した20代男性
駐車場が満車で どうしたらよいかわからない

受診の経緯

父親の経営する中小企業で働いていた20代後半の男性．「息子がおかしくなったのではないか」と心配した父親に連れられて初診した．

診察で分かったこと

具体的に息子のどんな言動を見聞きしておかしくなったと思うのかと父親に尋ねた．すると父親は，「例えば，私が役所に書類を提出してきてくれと息子に頼むと，息子は車で役所に行くのですが，役所の駐車場が満車で入れなかったらどうしたらいいかわからず，そのまま会社に戻ってくるんです」と教えてくれた．全てがこのような調子で，会社では言われた通りに仕事をすることはできるが，臨機応変な対応をしたり，自分から創意工夫して仕事をしたりすることは全くできないとのこと．そのため父親から「どうしてこんなこともわからないのか！」と毎日叱責を受け，その結果イライラしてしまい落ち着いて席に座って仕事をすることができず，事務所内をウロウロするようにもなったのだと言う．「役所の駐車場が満車なら近くの駐車場に停めたらいいのではないですか？」と筆者が言うと男性は「なるほど，さすがお医者さんは頭がいいですね」とひどく感心した．当初は知的障害を疑ったが，学歴を聞くと中高一貫の私立の進学校を経て，難関大学を卒業している．しかし，「一般企業で働くのは無理だ」と自ら考え，大学卒業後は父親の会社で働いているという．

診察の間，男性は終始ニヤニヤした表情であった．そして，「こういうことをよく覚えておいてくださいね」と筆者が言うと，まるで連獅子の毛振り

のように頭をグルグル回転させるしぐさを始めた．そのしぐさはあまりにも異様なので，どうしてそんなに頭をグルグル回転させるのかと聞くと，「こうするとよく覚えられるんです．大事なことは今までこうやって覚えてきました．さっき先生は『よく覚えておいて下さいね』って言ったでしょう．だからこうやって覚えているんです」と答えた．「私の言ったことをよく覚えようとしてくれてありがとう．でも，よく覚えられても，人前で頭をグルグル回転させるのは奇妙に見えるからやめたほうがいいですよ」と言うと，「へぇ，そうなんですか．今までそんなことを言われたことは1回もないんですけど．でも先生がそう言われるなら，今後人前ではしないようにします」と素直に受け入れた．知能検査の結果，IQは130近くあり高かったが，下位検査項目のばらつきが目立った．母親にも来院してもらい，幼児期，児童期の発達行動歴を聴取したが，児童期から社会性の障害，コミュニケーションの障害，イマジネーションの障害はあったものの，特に問題視はされていなかった．

どう対応したか

　男性と父親に対し，診断結果が広汎性発達障害であることを告げ，父親には「こんなことは言わなくてもわかるだろうと思わないでください．自然に物事を覚えることはとても苦手です．教えてあげないとわかりません．学生時代成績が良かったのは，学校できちっと教えてもらえたし，学習するための教材があったからです．役所の駐車場の例では，駐車場が満車だったら，近くの駐車場に止めるようにとそこまで言う必要があります．人前で頭をグルグル回すと奇妙に見えることも教えてあげないとわかりません」「何か指示をするときには抽象的な表現は避け，できるだけ具体的に事細かく指示するようにしてください」「頭ごなしに怒らないでください．注意するときは，どうして注意するのか（何が問題なのか）を説明し，ではどうするのが望ましいのかまで説明してください」「対人交渉能力や臨機応変さが要求される仕事は避けてください」などのお願いをした．その後，父親は叱責することをやめるなど筆者のお願いどおりの対応をし，またごく少量の抗精神病薬を投与したことにより，男性のイライラ感などの症状はすぐに消失した．そして

本人が苦手な仕事ではなく，在庫管理の仕事を任せたところ，几帳面にきっちりと仕事ができるようになったという．

📝 考察

　児童期から発達障害特性を十分にもっていたにもかかわらず，知能が高く，成績が優秀であったため問題にされてこなかった事例である．学校での成績が良い場合，発達障害特性をかなりもっていたとしても，優等生として扱われるので，自己評価が高まるとともに，いじめや不適応などからも守られるため，発達障害特性が顕在化せずに済んでいた，という例は少なくない．杓子定規なところがあっても，規則を守る真面目な子だと評価が得られやすいし，言われたことをそのまま覚えて答えれば教師からの受けは良い．本例でも学校などで小さなトラブルはきっとあったと思われるが，本人も親も発達障害特性で困った経験はこれまではなかったと語っており，はっきりとした問題は本当になかったのではないか．
　こうしたケースでは総じて，就職後に問題が顕在化することが多い．就職後の実社会の生活では，学校生活とは違い，正解のない問題や臨機応変な対応が求められることが増えるためである．職場で次々に不適応が現れ，その不適応が発達障害特性をさらに顕在化させるという悪循環に陥りやすい．本症例の男性は幸い，父親が経営する会社で働いていたため，職場の理解とサポートが得られ，それによって悪循環が止まり障害特性を現れにくくさせる，という好循環が働いたと考えられる．叱咤などの対応が発達障害特性を何倍にも顕在化させ，周囲の理解と対応が発達障害特性を「消す」とまではいわないが，現れにくくさせる大きな力をもっていることを示した事例といえるだろう．本症例は幸運にも身内の会社であったが，他の多くの症例ではこのような対応はなかなか望めない．それでも職場や上司の理解が得られ，職場での悪循環の一部だけでも変われば，全体の状況が好転する可能性はあることを忘れずにいたい．

21 ▶突然「僕は変わっていますか!?」と怒り出した10代男性
つながりたいのにつながれない

受診の経緯

　その男性は，出生・発達について特に異常を指摘されたことはなかった．小学校では卓球部に所属し，友人は多くはなかったが仲の良い友人が何人かいた．中学校では友人からテニス部に誘われて入部．友人たちはレギュラーになり成績も良かったが，本人は補欠で成績もあまり良くなかった．友人たちと同じ高校に進学するために勉強を頑張り，何とか合格することができた．ところが入学してしばらくしたある日，突然「精神科に行きたい」と言い出し，総合病院精神科を受診．半年間通院を続けたがはっきりとした診断はつかず，自己中断した．その後は「人からうわさ話をされている」「人の視線が気になる」などと言うようになり，不登校となっていった．また精神科クリニックを転々とし，「統合失調症の疑い」として抗精神病薬の投与なども行われたが，少量でアカシジアが出現するため中止となった．心理士によるカウンセリングなども行われていたが改善は認めず，高校を中退して家に引きこもる生活となっていた．19歳の時に，本人，家族の希望で当院へ受診となった．

初診

　「人前に出ると緊張する．だけど家では楽に過ごすことができる」「何とかしなきゃいけないと思って，夜なら人に会わずに済むからコンビニに出かけたりしている．だけど日中は緊張して行けない」「中学2年生ぐらいから人前で話すのが苦手になった．今まで医師が書いた認知行動療法の本を読んだりして自分なりにやってみたけどなかなか良くならない…」などと色々話を

してくれた．手の震えや貧乏ゆすりが見られ，問いかけに対してはおどおどとした感じで答え，顔は引きつりながらも時に必死で笑顔を作りながら話す．妄想や幻聴などはないようであったが，不安・緊張が強いため薬物療法の再開が必要だと判断し，SSRI を少量から開始した．

経過

　SSRI は少量でもアカシジア様の訴えが出現し，いくつか試してみたがどれも合わず，薬物治療は抗不安薬のみとなった．しかし抗不安薬を投与しても症状は変わらず，「体のだるさ」や「家から出られない」などの状態は続いていた．初診から 3 か月後，本人と相談して週 1〜2 回の精神科デイケアの利用を導入した．そこでも，人数が多いと緊張が強くなるため，小グループの活動から参加するようにし，徐々に他の参加者と一緒にトランプをしたり体育館でバレーボールをしたりできるようになった．デイケアに参加した次の日には疲れてぐったりすることが多いようであった．「頑張っているね？」と励ましても，「まあ…．でもデイケアに来ているだけですから…」とそっけなかった．硬い雰囲気は相変わらずだが，頑張って家族と外食に出かけるなど，行動療法的なアプローチにより客観的に見ると状態は少しよくなっているように主治医やスタッフは感じていた．

家出

　半年経ったある日，本人は受診せず，両親だけが受診した．話を聞くと男性は「個人的な理由により家出します」という書き置きを残して家を出て行ってしまったとのこと．以前から「東京に行きたい」と言っていたこと，インターネットで東京の私鉄のサイトを見ていたことなどがあったようで，「自分でコツコツ貯めていた 10 万円と衣類をまとめて持って出かけてしまった…」と両親は話した．しかし翌日には「元気にしているので心配しないで」と電話があったとのことで，両親と相談をして少し見守ることにした．

　両親と面接をした際，「いつもは話すと怒るから…」と本人の前では話せなかった男性の幼少時の頃の話や家での様子などを聞くことができた．そして

「青色の物を避ける」「数字の7にこだわる」などのこだわりや自分なりのルールがいくつもあること，まじめで時間などもきっちりしているが，一度聞いたことを聞き返すと「前にそれは話したよね!?」と怒ったり，融通がきかず要領も良くないといった特徴があることなどがわかった．そうしたことから，男性は自閉症スペクトラムの傾向があると考えた．両親は男性のことを「変わっていますよね？」と言い，「理解できない…」とも話した．

家出後

2週間後，男性は無事に家に戻ってきた．その後の診察時に話を聞くと，「秋葉原のネットカフェにいました．両親とお小遣いのことでケンカをしてカッとなって…．はじめは楽しかったけど…もう家出はいいです(苦笑)」といつもとは少し違った柔和な笑顔を垣間見せた．また「薬を飲んでいるけど，原付の免許を取得してもいいですか？」と言うので「いいと思うよ」と伝えた．どうやら家出をしたことで何かが少し吹っ切れて自信もついた様子だった．

その後は再びデイケアに参加するようになり，原付の免許も取得しバイクも購入，また自らハローワークに行き，新聞配達のアルバイトを始めた．順調に見えたが，本人は「しんどいし，調子はあまり良くない」と言いながら新聞配達を続け，同時に他の仕事を探すが面接で受からないといったことが繰り返された．

「僕は変わっていますか!?」

ある日，診察中に激しい苛立ちを見せたことがあった．「ここに来ても良くならない！ここにはもう来ない！いつも『幸せになってはいけない』といった考えが僕を邪魔する．人とすれ違う時になぜか舌打ちをしてしまう．『バカじゃないのか』と言ってしまう，女性の体を見てはいけないと思えば思うほどじろじろと見てしまう．こんな症状がばれたら親やみんなから嫌われる．こんな人いますか？僕は変わっていますか!?」と堰を切ったかのように話した．ひと通り彼が話した後，「確かに大変な症状だね．でも患者さんの中には，君と似たような症状を持って苦しみながらも頑張っている人を僕

は知っている．君は変わってなんていないよ」と告げた．男性は「すいませんでした…」と謝りその日は帰ってしまったが，次の診察時には「障害者手帳を作ってもらえませんか？」と言い，自ら支援センターに行き障害者枠で職を探したいと相談してきた．

農作業

　その後，男性はA型作業所で農作業の仕事を始めた．そこは人数も比較的少人数で，かつあまり人と関わらずに黙々とナスやキャベツといった野菜を作ることが彼には向いていたようで，現在のところ安定して続けることができている．また，マスカットをそこで栽培することになったのだが，そこに男性のこだわりが向いたのか，自分で色々調べたり，「週に1回マスカットの栽培を教えてくれる先生の来る日が診察日と重なるので，診察日を変えてください」と言ってきたり，診察場面でも「マスカット」の話になると嬉しそうに栽培の方法など詳しく教えてくれる姿が見られるようになった．調子が良さそうだと声をかけると「今まで何もしてなかっただけですから」とはにかみながら答えるが，2年以上というこれまでになく長い期間続けて通うことができており，男性自身も充実感を持っている様子がうかがえる．

　最近の男性は，マスカットの栽培の話など，ときに表情を和らげながら話をすることができるようになっており，かつてのような，人を寄せ付けないような硬い雰囲気はなくなっている．また，作業所内でも周りの人と深く付き合うことはないが，困ったことなどがあれば相談したりはできているようだ．

考察

　男性は，精神科に通院し，デイケアにも通うようになってはいた．しかし，対人関係の困難感はずっとあり，それが主訴でもあるのだが，それを相談することはできないでいたと考えられる．他の人が同じことを

二度尋ねると「前にそれは話したよね!?」と言って怒ってしまうため他者との溝は埋まらず，男性は苦しんでいたのではないだろうか．そして，男性には対人的な強迫観念の苦しさもあり，これは「本当は人とつながりたい」という気持ちがあることに他ならない．人に相談せず独断で行う衝動的な行動の1つが家出であった．家出は厳しい現実を男性につきつけ，失敗でもあったが，それで自信をつけた面もあり，少し吹っ切れたように原付免許取得，新聞配達のアルバイトなど，現実的な生活を立て直す方向に男性を変化させた．それでも，自分の内面を話して相談するようなことはできていなかったため，男性の「人とつながりたいのにつながることができない」苦しさは徐々に頂点に達し，ある日の診察の中で激しく苛立ち，堰を切ったようにこれまでの思いを初めて主治医に話すことができた．それまでの時間をかけた治療者側の支持が功を奏し，本当の主訴を初めて言えたのである．そしてその苦痛を主治医に受け止めてもらえ，他の人にもある症状であり，「君は変わってなんていないよ」と言ってもらえたことで，「人とつながる」ということが始まったのではないだろうか．これを契機に彼は作業所で働けるようになり，対人的な雰囲気の硬さは減っていった．

　「人とつながりたいのにつながることができない」苦しさは，発達障害がある人の多くが持っているが，なかなか表には現れにくい．この苦しさを，感じることができるようになり，話すことができるようになり，その気持ちを人と共有することができるようになることの大切さを教えてくれた症例である．

22 ▶自殺企図を繰り返して入院となった60代女性

活動的で世話好きな女性の破綻

受診の経緯

抑うつ状態を繰り返し，そのたびに海へ飛び込んだり腹部をナイフで刺したりなどの激しい自殺企図を起こし，入院を繰り返していた60代後半の女性．家族が目をはなした短時間に自殺企図がなされ，そのため，家族は自宅のナイフ類を全部隠していた．それに反応するかのように，女性はアルコールを多量に飲み始め，数か月でアルコール依存症のように見える状態になった．女性にどのように対応をしたものか，家族も困り果て，今後の対応の検討もかねて入院となった．

生活史

「落ち着きなくよく動く子どもで，小学校でも椅子に座っておらず，授業中に自分の好きなことを勝手に話していた」と，亡くなった母親がよくこぼしていたと女性は言う．学生時代に喧嘩は絶えなかったが，声が大きく勢いのある女性は負けることがなかったという．

普段の女性は，非常におしゃべりで社交的で，じっとしていることなく，本人自身が「お山の大将です」と言っていた．10余名の大家族の食事を作り，それに加えてたくさんの犬や猫を飼っていた．親族に統合失調症の人たちがいて治療を受けていたが，その人たちの就労先を自分の人脈と行動力で見つけ，面倒見よく世話をしていた．しかし，女性は思い込みが強く，「誰かのため」と思って行動しても，逆に迷惑と思われたり，誤解が生ずることが多かったという．「いろいろ大変でしょう」と筆者が言うと，「それは大変．だから，時々身体が動かなくなって，昔は○○医院に，年に1～2回入院させ

てもらっていた．1週間ほど休むと元気になって退院していた」ということであった．○○医院の先生も「疲れが出たな，少し休むか」と言って，入院させてくれていたという．しかし，この10年は自殺企図が出現するようになり，精神科に通院するようになっていた．子どもが結婚して孫ができたり，犬や猫などの動物の数も増えたりと，面倒をみなければならない人や生き物の数が増えたことが，女性のキャパシティを超えたようであった．

どう考えたか

　女性は，昔から「じっとしていられない」性格で動き続けていたことや，学生時代の「椅子に座っていなかった」といった話などから，注意欠如・多動性障害（ADHD）傾向をもっていた可能性があるように思えた．それだけでなく，周囲の意見を聞かず自分の考えを一方的に話す，場の雰囲気や「常識」を無視した唐突な言動をする，などから，自閉症スペクトラム傾向ももっていた可能性があるようにも思えた．

　また，いつの頃からかはっきりしないが，普段は軽躁状態，ときに短期間の抑うつ状態や躁状態が出現するという双極性障害を発症したものと考えられた．普段は，活動的で世話好きというプラスの面が現れており，40代までは何とか破綻をきたさずにいたが，50代になって，時折，抑うつ状態になり，年に1回，1〜2週間，近くの内科病院に入院するようになった．孫や犬猫など，世話をしなければならないものが増え，60代になって，短期間の抑うつ状態の程度が重くなり，衝動的な自殺企図を繰り返すようになった．衝動性は元来の発達障害傾向が引き出しているように思えた．発達障害傾向をベースに双極性障害が発展し，生活の負担が大きくなるとともに，双極性障害の程度が強まっているように思えた．

どう対応したか

　女性に対し「海に飛び込んだり，お腹を刺したりするときに，死ぬかどうか迷ったり考えたりしますか？」と尋ねると，「何も考えたことはない」ということであった．そこで「あなたが，死ぬのを何としてでも防ぎたい．自殺

をしようとする前に，身体が動かなくなったり，気持ちが暗くなったりする時期はありますか？」と尋ねると，「それはある．2～3週間，時には1か月以上，しんどい時期が続き，ふっと（自殺企図を）やってしまう」ということであった．「しんどい時期に病院に来ることはできますか？」と尋ねると，「できると思う．自分で苦しいとわかるから」と答えた．

　実は女性は入院後，すぐに元気になり活動量が増え，無断離院などの病院のルールを破る行動が続いていた．女性は動いていないと気がおさまらず，病院のルールを守るということは困難であり，守るように強く求めると，怒って飛び出る，スタッフを攻撃するといった反応が出ていた．アルコール多飲が続いたため，点滴などの処置をしていたが，それも「点滴が苦しい」と自己抜去したり，身体の処置をめぐって看護スタッフを責めたりしていた．

　筆者は，この女性の入院治療を続けることのプラス・マイナスを考え，スタッフとも話し合った結果，次のように提案した．「元気になったあなたには，入院生活は窮屈でしょうがない．だからなるべく短期間で帰ることにしましょう．だけど，あなたが自殺をするのは，私たちもご家族も何とか防ぎたい．だから，しんどいと思ったら，すぐに病院に来てください．その時に1週間ぐらい入院すると少し元気になれると思う」．本人も家族も提案に同意し，その後は外来治療を基本に，危機的な時に短期入院治療を行っている．

考察

　発達障害，特にADHDの傾向をもつ患者の場合，「動いている時に，充実感を感じる」ということが多く〔後述の**症例33**（☞ p170）〕，治療がその「動きを止める」方向に向かうと，治療への抵抗や逸脱が起こりやすい．治療は「動く充実感を大切にしつつ，動きを減速させていく」という方向で考えていくことが大切になる．

　ただ，この女性の世話好きは，女性の「その人のためを思っての行為」なのだが，それが時に独断的，一方的なものとなり，必ずしも周囲の人

の思いと合わず反発を招いていたことも，双極性障害の増悪に影響していたものと考えられた．

　このような患者の場合，抑うつ状態の重い時期や危機的な時期の入院は，短期間に限ることが望ましい．抑うつや危機が改善すると，多動性，衝動性のために病棟生活のルールを守ることが困難となり，病棟スタッフとルールをめぐってトラブルになりやすい．その結果，抑うつと怒りが混じり，事態がこじれてしまう．多動性は，現実生活に戻ると生産的な行動になることも少なくないし，また生産的になるように助言することが大切ではないかと思う．

23 ▶母親の入院の付き添いから幻覚妄想をきたした40代女性

ネットに自分の情報が出ている

受診の経緯

その40代の女性は休日に父親に連れられて救急外来を受診した．救急担当医が診察するも本人はうつむいたまま何も答えなかった．父によると「どうも最近おかしい．奇妙なことを言う」ということで，筆者が呼ばれて診察することになった．

初診時

診察室の女性は緊張した面持ちでうつむいたまま，こちらを見ようとしない．何かに困っていることは認めたが，その内容は答えず，詳しく聞くと，その内容を言わないように進言する声が聞こえており，また病院の人間にも診察の内容を聞かれていると感じているという．そして日常生活においても同様に，あらゆる人が自分のことを知っており，それはインターネット上に自分の情報がばらまかれているからだ，とのこと．父親によると4か月程前に母親の末期癌が見つかって当院に入院となり，時々面会や付き添いをするようになってから，徐々に奇妙な言動が出現してきたのだという．

まずは外来での薬物療法を検討したが，「医療者にも情報が漏れている」と医療に関しても妄想にとらわれており，外来治療では内服ができない可能性が高いと考えられた．異常体験は病院で始まったが，その時の本人としては近所からの悪口に最も苦しんでおり，自宅での生活に恐怖感を感じていた．そのため入院治療を勧めたところ，「自宅に帰りたくない」との理由から同意が得られたため，任意入院となった．幻覚妄想や周囲への緊張が強いため，保護室を開放で使用することにし，抗精神病薬投与を開始した．翌日には幾

分緊張感が和らぎ，病的体験について以下の情報を聞き取ることができた．

> [!NOTE] 教えてくれた病的体験

「4か月前に母の面会や付き添いに行き始めてから，どうも病院の職員が自分のことをちらちら見て話をしているような気がするようになった．そのうちに実際に噂している声が聞こえるようになり，更に病院にいる人間全員，そして病院外でも全ての人が同様の行動をとるようになった．みんなが自分を見てスマートフォンを使うため，どうもネットに情報が流れているようだと考え，ネットを見ると実際に自分の情報や悪口，写真がばらまかれていた．自宅にいても近所の人間の悪口が聞こえるようになり，しかも盗聴，監視もされるようになって気が休まらなくなり，夜も眠れなくなった．これまでに同様の状態になったことはない」

> [!NOTE] 入院後経過

40歳で初の病的体験であり，母親の入院後の発症，という状況を考慮すると，環境因の大きい精神病状態と考えられた．入院後の症状改善は速やかで，看護師の声を聞いて「笑われている」と妄想的に解釈することが3日ほど続いた後は，はっきりとした病的体験は認められなくなった．ただ，漠然とした不安感と軽度の被害念慮が続いたため，抗精神病薬を増量したが，症状に大きな変化は認められなかった．入院の1週間後に母親が亡くなったが，特にショックを受けた様子はなく，病状は落ち着いていたため1週間程度の外泊を行った．その際も精神的な動揺や症状の悪化が予想されたが，実際は平静で大きな動揺もなく，病的体験の再燃も認められなかった．帰院後は本人が退院を強く希望するようになり，結局入院1か月足らずで退院となった．刺激を避けるのが良さそうな印象があり，一般病室への転室希望もなかったので，退院まで保護室を開放で使用した．退院後は症状の再燃なく，周囲への過敏性も消退．現在は症状も特になく，少量の抗精神病薬を維持内服中である．

不思議だった点

　経過中に最も不思議だと感じたのは，女性としてはかなり「恐ろしい体験」をして，「保護室」という異質な空間への入院となり，かつ入院後も周囲への漠然とした不安が続いているにもかかわらず，入院翌日には女性研修医と病院で買ったケーキの話を笑顔でしていたことだった．その姿はとても被害妄想や自我漏洩を伴う急性精神病の入院翌日のものには見えなかった．開放使用とはいえ，保護室を使うことへの拒否感がないのも不思議だった．以降も病院食のメニューについての話や美容院の話を進んで楽しそうにしたり，筆者に家族のことや医者になった理由を尋ねて来たりと，やや場にそぐわない質問や対人的な距離の近さが認められた．その一方，他患との交流は全く見られなかった．人格水準が低下している，という印象もなかった．また，病院で女子医学生がミニスカートを履いているのを見て，「医学生があんな格好で病院にいていいんですか？　医学を学ぶ者なんだから…」と憤慨するなど，かなり融通のきかない部分も目立った．

生活歴

　父親に聞くと，元々非常に生真面目で融通のきかないところがあり，友人は多くなかったとのこと．幼少期の詳細はわからないが，はっきりと行動の問題を指摘されたことはなかったようだ．小学校高学年の時に一時いじめられたようだが，理由は不明．高校卒業後はコンピュータ関連の専門学校を卒業した．就職せずにワープロ検定などの資格をとっていたが，26歳で非結核性抗酸菌症を発症し，その後も大病を繰り返したために就職はアルバイトを含めて一度もなく，自宅で両親と3人でやや自閉的に過ごしていたという．

考察

　上記を総合すると，女性には発達障害の傾向が元々あったものと推察される．身体疾患により社会に出る機会がほとんどなかったため，その

傾向による生活上の不都合がこれまで生じなかったと思われる．

　だが，母親が入院し付き添いをしたことで，本人と母親は医療スタッフから24時間観察される立場に置かれてしまい，注察感などの精神病症状で反応したのだと思われる．発達障害であれば状況変化によって急速に症状が改善することは多いので，入院後に病的体験が急速に消失したことや，翌日には研修医と談笑していたことなど不思議なほどの急な病状改善も説明がつく．そして，病的体験消失後も続いた不安感や被害念慮は，発達障害の症状であり，それも退院後には消失したのは父親との2人だけのストレスの少ない生活となったためと考えると，これも説明がつく．また，精神病症状が数日で消退したのは，薬物療法の効果ではなく保護室を使ったことが刺激遮断として機能したためであろうと考えることができる．

　急性期の病像の場合も，患者の様子をよく観察することで，通常の精神病とは違った面に気付き，それが早期の病像改善に役立つことを教えられた事例であった．

24 ▶アルコール依存症の 40 代男性

断酒を熱く語る男

受診の経緯

　男性は大学卒業後に商社に就職．熱心に仕事する熱血タイプの頑張り屋で，40 代になり他の企業や部署との調整を行う業務が増えた頃から飲酒量が増加した．次第に平日でも朝から飲酒をするようになり，そのせいで欠勤する日が増え，自宅でも飲酒をすると大声を出して家族に当たるようになった．心配した妻と母親に連れられて初診となった．

初診時

　前日からお酒は飲まず，しらふの状態での受診であった．顔にはじっとりと汗をかき，手指振戦も認めた．「お酒はやめたほうがいいのはわかっているけど，どうしたらいいかわからない．飲まないと頭がおかしくなりそうになる」と言い，不安や緊張がかなり強い状態であった．病歴からアルコールに対する精神依存，身体依存が形成されておりアルコール依存症の状態にあることは明らかであった．飲酒が増えた理由を尋ねると，「もともと人付き合いは苦手で，お酒の力を借りて人付き合いをしてきた．今の仕事は大変で帰宅したら興奮した頭を冷やすために飲酒をしていたらいつの間にか量が増えた」と話し，仕事の大変さについて事細かく話したが，ややまとまりに欠ける内容であった．アルコール依存症の診断と入院治療プログラムについて説明を行ったところ，「今日から入院してお酒をやめます」とはっきり宣言し，断酒目的で同日入院となった．

入院後

　入院後は院内の断酒会や集団精神療法に積極的に参加した．集団での話し合いの中では最初から積極的に発言した．だが，断酒の集団精神療法に初めて参加したとは思えない発言をするので他の参加者からの注目を集めた．具体的には，「私はお酒は嫌いなんです」「私には飲酒欲求なんてないんです」「皆さんはどうかわかりませんが，私は絶対に断酒できます．どうすればいいかだって分かっています」などと，一人で熱っぽく一方的に持論を述べることが多かった．男性があまりにも前向きなことを熱っぽく語るので，他の参加者はびっくりしつつも「おもしろい」と感じてウケることもよくあった．場にそぐわない発言に一歩引いた感じになる参加者も多かったが，本人の集団精神療法への満足度は高かった．入院生活においては，毎朝病院の中庭で黙々と決まった体操を熱心に行っていた．

どう考えたか

　入院後の男性の言動は，前向きだが場にそぐわないものであり，発達障害の可能性が考えられた．職場ではどんな様子であったのか，生育歴はどうであったのかを把握する必要が出てきたため，上司に来院をお願いし，また母親からも生育歴を教えてもらうことにした．

仕事について

　上司によると，昔から指示された書類作成などの事務仕事は時間こそかかるがきちんとこなせていた．ところが業務を委託した会社との交渉のような対人的な仕事になると，最終的に相手を怒らせる結果になってしまうなど，うまくいかないことが多かった．部署内でも上からの指示で動くのには問題なかったが，40代になり部下もでき部署の調整役を任されるようになってから様子がだんだんおかしくなってきた，とのことだった．本人も，最近は同時にしなければならない業務が増えて自分の納得のいくやり方ができなくなりいつもイライラしていた，声の大きい女性の部下に色々言われるのが苦手で体中がだんだん痛くなっていた，などと述べていた．

生活歴について

　母親の話からは，幼少期からマイペースで集団の中では浮いていたこと，一人で熱中して遊んでいることが多かったこと，一つのことに熱中すると周りが驚くほど集中して取り組んでいたこと，学校などで環境が変わったときに混乱してパニックをおこすことが何度もあったことがわかった．また本人からは，みんなと仲良くしたいけど，人が多くなるとしらふでは上手に話せなくなること，太極拳に熱中していて，毎日決まった時間にそれをする時が一番心が落ち着くということ，忙しくなるとそれをする時間がなくなって心が落ち着かなくなり，それを抑えるために飲酒をしていたことが語られた．

分かったこと

　以上の経過より，発達障害の特性がかなりあることが明らかとなった．対人交流の苦手さはあったものの，職場で上司の指示のもとに黙々と業務を遂行するのは得意で仕事はうまくいっていたが，役職が上がり部署内の調整，同時並列の業務の増加，若手の指導などを行う必要が増すととともに，業務上，対人関係上の困難さが目立つようになってきたことが分かった．アルコールは苦手な対人交流の道具であったり，不安や焦燥感などを鎮めるために使用することが増え，遂には依存症の状態となってしまった．たとえ入院治療や自助グループへの参加で断酒を開始したとしても，今の職場環境に戻れば同じ状態に陥る可能性は高いと思われた．

どうしたか

　男性としても，職場に同じ立場として戻ることへの不安が強かったこともあり，職場の人事課の上司にも来てもらい，復職の形について話し合った．主治医は上司に対して，得意なこともあるが非常に苦手なこともある男性の特徴を説明した．具体的には，仕事の流れがつかみにくいこと，口頭指示では理解し難いこと，同時並列の業務が苦手なので，複数のことを一度に言うと理解し難いこと，予定の変更や急な仕事は苦手なこと，見通しがわかるような説明が要ることなどを説明した．これらの負担が少ない部署への異動に

ついて本人の希望も交えながら話し合い，事務作業が中心で人数も少なめの部署への異動が決まった．また，太極拳については以前と同じように続けるよう推奨した．

> **その後の経過**

退院後，しばらくの休養を経て新しい部署へ異動となった．職場の配慮もあり，業務量は多い場合でも，急な変化や同時並列の作業は比較的少ない環境であった．帰宅後は趣味の太極拳を積極的に行った．その後の経過で，ときに人間関係上の悩みなどから再飲酒は認めたが，大崩れすることはなく安定した状態が続いている．

> **考察**
>
> 　発達障害特性をベースにして二次障害としてアルコール依存症を起こしていた事例である．治療として奏効したのは，入院でもなく，集団精神療法でもなく，男性の特性を上司に詳しく説明し，男性が適応できる部署への異動をお願いしたことであった．発達障害特性をもつ人に対しての環境調整の重要性を再認識した事例であった．
>
> 　さまざまな症状が始まるようになったきっかけが，仕事や職場のストレスである発達障害例は非常に多い．職場と話し合うことがまずは必要である．大企業だと熱心な人事担当者が来院してくれたり，最近は復職支援プログラムを備えている企業もあり，治療的な対応をしてもらえる例も少なくない．本症例のように部署異動が有効に使えることもある．一方，中小企業の場合は異動は容易でなく，解雇することしか考えていない厳しい企業もある一方，職場が小さいがゆえに融通がきく場合もある．小さい職場だと，上司と同僚など2～3人がわかってくれるだけで職場の状況が変わり得る．本人の特性を上司が十分理解してくれると，本人に割り振る仕事を変えるなど，異動とは別の形で柔軟な対応が得ら

れる例がある．どちらにしても，上司や人事担当者とよく話し合い，どのようにすれば職場で何とか適応した状態にもっていけるのかを，お互いに知恵を出し合う姿勢が大切である．

25 ▶遠方での生活中に統合失調症と診断された20代女性
服薬していないのに幻覚妄想が改善した？

受診の経緯

女性は，遠方の短期大学に進学し，単身で生活していた．同級生の中にうまく溶け込めず，また交際していた男性との関係が不安定で苦しんでいたようであった．19歳頃に抑うつ状態と診断され，精神科クリニックに通いはじめた．抗うつ薬と抗不安薬を処方されたが，服薬して楽になることはなかったという．その後「幻覚妄想状態」となり，「統合失調症」として加療されたが，遠方の地での生活は困難と，郷里に帰って筆者の外来を受診した．

初診時

クリニックからの紹介状には「2年前に幻聴，被害妄想，考想伝播，考想化声，作為体験をはじめ，多くの精神症状を認め，統合失調症と診断し加療してきた」とあり，シュナイダーの一級症状がいくつか記されていた．しかし，受診時，女性は抑うつ的で寡黙ではあったが，幻聴や妄想などの統合失調症の陽性症状は認めなかった．

話を聞いているといくつか不思議な点があった．本人と母親は「実は，2年前の苦しかった時（幻覚妄想状態）から，薬を飲むと頭がボーっとして身体もしんどくなるので，薬をもらってはいたが，まったく飲んでいなかった．そのことを先生には話せなかったんです」と述べた．紹介状に書かれていた薬について尋ねてみたが，最初の1〜2種類の薬は短期間服用したようであったが，いずれも合わずにやめたという．

さらに女性は，「一度に，いくつかのことを言われると混乱しフリーズし

てしまう」「何でも予定を立てその順番通りにやらないと落ち着かない」「人との付き合いが苦手」「人の話していることがまったく理解できない」などと発達障害的なつらさを話すのであった．

どうしたか

　既に薬をやめて2年以上経っており，また，本人と母親の希望もあり，そのまま薬は飲まずに通院をしてもらうことにした．ただし，「幻覚や妄想などが出現し苦しくなったら，もう一度，薬を試してみましょう」と伝えた．

　また相談の後，作業所通所を始めた．真面目にきちんと通い，通院も定期的に行っていたが，その時の表情は抑うつ的で硬いものであった．1年後に，作業所を変わった頃から，雰囲気が合ったのか，表情が明るく穏やかになっていった．その頃に，交際しているボーイフレンドがいて，結婚について考えていること，そのボーイフレンドが「彼女はどのような病気で，どのように接したらいいのか，主治医の話を聞きたい」と希望していることが伝えられ，ボーイフレンドに会うことになった．

ボーイフレンドへの説明

　診察室に入ってきたボーイフレンドと女性の雰囲気は穏やかで和やかであった．この2人は結婚してもうまくやっていくのではないかと感じ，筆者が考えていることをできるだけ率直に話そうと思った．そして，以下のように説明をした．

　「彼女は統合失調症という診断がついて帰郷されました．私は一番つらい時期を診ている医師ではないのでその診断についてはよく分かりません．しかし，帰郷されて2年間診ている限り，彼女は統合失調症というよりは，アスペルガー症候群のように思えます．両者が合併することもありますが，私は違うように思っています．遠方の地でいろいろなストレスが加わって，統合失調症のように見える反応が現れたのではないでしょうか．実際に薬を服用されて良くなったわけでもありませんし，安心できる穏やかな環境が一番大切なように思います」

さらに具体的に説明した後，ボーイフレンドから「どのようなことに気をつけたらよいか」と尋ねられたので，「一度にたくさんのことを話さず，わかりやすくはっきりと話してください」「急に予定を変更せず，予定を変える時は前もって話してあげてください」「大きな声やきつい口調は，怖い気持ちになるだけなので，できるだけ穏やかに話してあげてください」「2人が気持ちよく平和に過ごすことが一番の薬です」などと助言した．

彼は，「わかりました．できるだけ頑張ってやってみます」と，よい笑顔で帰っていった．その後，2人は結婚し，遠方の地で「幸せに過ごしている」とのことである．時々，帰郷し近況を報告してくれる．

考察

典型的な統合失調症の症状を呈していた時期がある患者の場合，診断にも迷い，説明も難しい．経過や現在の状態を詳しく聞いても，両者を厳密に鑑別できない場合は少なくなく，筆者は率直に「診断はよくわからないのです」と言う場合が多い．「もう少し経過をみればわかるかもしれないし，申し訳ないがわからないかもしれない」と付け加えることもある．実際に「統合失調症のように見えるところもあるし，発達障害のように見えるところもある」「どちらかというと統合失調症に近いように思う」「どちらかというと発達障害に近いように思う」などと，筆者の印象を述べる〔第3章（☞p253）を参照〕．診断書が必要な際はどちらかの病名を記すが，「これは確定診断という意味ではありません」と言葉を添える．「わかりにくい状態」ということが伝われば，納得する人が多いように思う．その上で，療養と日常生活の具体的な助言をする．ただ，最近になって，統合失調症への助言と発達障害への助言には，ずいぶんと共通するところが多いのに気付き，これもまた驚いている．

女性の場合，長年困っていたのは，発達障害の特性にもとづく生きづらさであったので，それに沿った助言を女性にも母親にもボーイフレン

ド(夫)にも行った．「一度に一つ」「わかりやすくはっきりと話す」「急な予定の変更は控える」「大きな声やきつい口調で話さない」などの助言は，家族が実行しやすいものである．また，家庭が穏やかで平和であることは，すべての精神障害の再発危険性を低めると筆者は感じている．

26 ▶両親との同居中に感覚過敏を訴え始めた60代女性

においも空気もダメ

受診の経緯

60代の女性．夫と自分自身の両親との4人暮らし．半年ほど前から，においや埃，湿気などに敏感になり始めた．最初は「お花のにおいがきつい」「エアコンの冷気がダメ」で始まり，「洗剤のにおいが服に残る」と言って洗濯洗剤が使えなくなるくらいであったが，徐々に「この部屋はカビ臭い」「土壁のにおいがする」「湿気がひどい」などと言って，入ることができない部屋が増え始めた．また入浴もできなくなり，「外は排気ガスがきつい」「冷気に当たると苦しくなる」と外出もできなくなった．限られた物しか食べられなくなり，また家事もできなくなり，優しい夫が家事を代行するようになったが，次第に半寝たきりの状態となったため，精神科受診となった．

初診とその後

夫に付き添われて診察室に入ってきた女性は，歩行もおぼつかなく，髪はボサボサ，眼鏡もレンズの汚れがよくわかり，やつれたような状態だった．感覚すべてが敏感になっており，それに疲れ果てているようだった．まずは器質性の鑑別が必要と考え，内分泌疾患など内科的疾患の可能性も考えて内科にも診てもらったが，問題ないとのことであった．頭部MRI検査も行ったが，問題はなかった．

感覚過敏による二次的なものかもしれないが，不安感，興味と意欲の減退，および抑うつ感と悲観的思考も認めたため，SSRIを処方したところ，翌週には改善しはじめ，1か月ほどで軽快．その後は普通に家事や両親の世

話もできるようになった．少量のSSRIを維持量として継続し，年に1〜2回，1〜2か月間の不調はあるが，概ね軽快した状態が3年ほど続いた．主治医としては身体表現性障害またはうつ病であろうと考えていた．

　時々不調の時期がありつつも服薬を続けていれば調子は元に戻っていた．だが，軽快が3年続いた頃，高齢の両親が介護を要するようになるに連れて不調になり，薬に対しても敏感となり，服薬できなくなってしまい，本格的に悪くなって初診時の頃のような状態になってしまった．錯乱して大声で叫ぶような状態になったため，夫が救急車を呼び救急病院へ搬送され，そこで少量の抗精神病薬を服用して少し落ち着き帰宅した翌日，外来再診し入院となった．

入院生活

　入院時は，「何をどうしてよいかわからない」「トイレもいつ行けばよいのかわからない」などの困惑が強かったが，入院後数日で落ち着いた．そして，入院4日目の朝には「今日は調子が良い．家の近くの喫茶店でモーニングを食べて，本屋に行きたいわ」と述べ，笑顔も見せた．錯乱して泣き叫んでいたにもかかわらず，入院後数日で笑顔が出る変化は唐突で，うつ病に伴う身体表現性症状としては不自然な印象を持った．その一方で，病棟生活の中では些細なことでパニックになり，女性が変化に弱い特性を持っていることが明らかになった．例えば入浴時には，「まずはこれを脱いで，こうやってここに置いて…」などと手順を確認しながら服を脱いでいた．そして，ソックスとパンツ，どちらを先に脱ぐかで迷い，行動が停止した．浴室でも一人で手順を確認しながらシャンプーを取ったりリンスをしたり体を洗ったりしていた．手に取った物を置く位置も気にしており，間違った物を手に取ると，混乱して行動が停止した．また口腔ケアを受けたところ，「歯がおかしくなった」と言って混乱し，「部屋の温度設定が変わった」と言っては混乱した．家では特ににおいに敏感だったので，病棟のさまざまなにおいに反応すると予想されたが，入院後はにおいへの敏感さは特に見られなかったのも奇異な印象だった．代わりに，状況の変化や手順へのこだわりが前景に現れた．

生育歴

　病棟での小さな変化に混乱したり手順にこだわる本人の様子は，まるで自閉症児のようであった．生育歴については，老齢の本人の両親からは聞くことができなかったが，本人は「若い頃から人付き合いは苦手だった」「学生の頃にみんなの輪の中に入れないことを悩んでいたことがあった」などと教えてくれた．だが夫は，このような状況変化に混乱する傾向はこれまでは特に見られなかったと言い，2人の子どもを育て上げる中でも，夫として対人関係の問題があるとは感じなかったと述べた．むしろ夫としては「調子が良くなって両親の世話を再びし始めてから，また悪くなったように思うんです．両親の世話に疲れたのだと思う．頼まれると本人は断れないんです」と述べ，介護のストレスが原因だと考えていた．そして，「もう同居は無理だと思います．近くにアパートを借りることにしたい」と述べるので，筆者らもその方針を支持した．夫は早速行動して入院中にアパートを見つけてきた．本人も病棟生活に慣れるとともに，徐々に混乱は起きなくなくなり，1か月半ほどで退院となった．

退院後

　退院後は，夫と2人での生活となった．感覚の過敏さもなくなり，何でも食べられるようになった．家事も普通にできるようになり，また状況変化や手順に混乱することもなくなり，デパートへ行ってショッピングを楽しむこともできるようになるなど，寛解といえる状態が続いた．ところが退院から1年半くらい経ってから，両親の2人暮らしが困難になり，再び同居して介護をするようになった．同居介護になってもしばらくは元気にしていたが，同居4か月目頃から感覚過敏が再び始まった．慌てた夫が，同居をやめさせ夫と2人の生活に戻ったが，症状は改善せず，今度の感覚過敏は目の違和感や痛みの形で現れ，再び臥床がちとなり，軽い褥瘡も認めるようになり，2年ぶりに再入院となった．

再入院

　入院時には前回入院時同様，不安，強い混乱，感覚過敏，多彩な身体症状が認められた．混乱は徐々に落ち着くとともに，変化への反応やこだわりも前回同様に見られた．入院生活に慣れるにしたがってそれらも徐々に軽快し，3週間で退院となった．退院後は，両親宅にはヘルパーなどに入ってもらい，本人は決して関わらないようにしてもらい，寛解した状態が続いている．

考察

　当初はうつ病を考えたが，入院数日で笑顔が見られ，感覚過敏とこだわりが継続する経過はうつ病では説明がつかなかった．そして，こだわりや状況変化で混乱するなどの発達障害的症状が目立つ時期があり，全体の回復に伴い，発達障害的症状も見られなくなり寛解した．だが，介護ストレスにより，同様の病相が再度繰り返された症例である．

　本症例の生育歴は大きな問題はなかったらしいという以外は不明であり，2人の子どもを問題なく育て上げ，夫としても問題を感じたことがなかったのであるから，発達障害があると言ってしまうのは無理があるだろう．だが，発達障害特性をもった人は，精神的に余裕がある時期にはその特徴が隠されているが，ストレスがかかった時に発達障害特性が顕在化する．若い頃は余裕があったが，加齢に伴いストレスに弱くなり，中高年になってから初めて状況に適応できなくなる人もいる．そのように考えると，本症例は発達障害かどうかはわからないが，ストレスがかかった時に本人がもともともっている特性が顕在化し，本人が余裕を取り戻すと本来の特性が見えなくなるという経過を示す例だと考えることができる．「危機的状況において，本人のもって生まれた特性が現れる」好例だと理解したい．

27 ▶難治性うつ病とされていた10代女性

お節介はマジで迷惑！

受診の経緯

　その女性は，持続する抑うつ気分，意欲低下，自傷行為（リストカット）などから，うつ病と診断され，抗うつ薬が処方となったが改善がみられず，医療機関を転々とした．抗うつ薬は次第に増えて数種類となり，当院へは難治性うつ病として17歳のときに紹介されてきた．

初診時

　表情は硬く，口数も少なく視線も合いにくい状態であった．服装は，いわゆる今時の若者風ファッションで，若干派手な印象を受けた．左前腕から上腕にかけて多数の傷跡があり，普段は夏でも長袖を着ているとのことだった．小さな声で「生きている意味がわからない」「楽しいってどういうこと？別によくわからないし，感じたことがない」と話し，遷延する抑うつ症状を認めた．一方で，「病院にいって薬をもらっても何も変わらない．私は一体何の病気ですか？」と医療に対する不安，不信感も感じ取れた．

これまでの経過

　父，母，姉，祖母の5人暮らし．しかし，父親は出張が多く，ほとんど家にいることはなかった．父親の仕事内容については，本人だけではなく母親もほとんど知らないと話したことが印象的であった．中学校の頃，特にきっかけはなくいじめが始まった．持ち物をトイレに捨てられたりロッカーに閉じ込められることもあった．中学2年生頃から不登校となり，ほとんど登校することなく卒業．高校には入学でき，数か月は登校したが，やはりいじめ

が始まり不登校となっている．

　高校1年生の時，スクールカウンセラーの勧めで，近医の心療内科を受診し，うつ病と診断された．投薬が始まったが改善はなく，心配した母親がインターネットで調べてさまざまな医療機関を受診した．その度に，薬物は追加，増量という対応をされたが，副作用が目立ち，症状に改善はなくむしろ悪化していった．高校2年生時，知人の助言で当院を紹介され受診．その後の診察時は，口数が非常に少なく，いつも苦悶様の表情をしていた．筆者からは「話しにくいことを無理して話すことはないが，必ず外来には来て欲しい．いつでも力になりたいと考えている」というスタンスで声をかけ，少しずつ本人や母親から話を聞いていった．抗うつ薬に関しては，症状を観察しながら減量していった．

発達歴

　生育歴では，成長，発達に特に異常はなかった．幼少期は活発で，いわゆる人気者だった．突然，話の流れに関係なく変わったことを言ったりするので，「ユーモアのある少女」と言われていた．中学に入り，突然いじめを受けるようになり，それまでいた友人は離れていった．その後，不登校となり自宅で引きこもるようになった．自宅では，両親が共働きであるため日中は父方の祖母と過ごすことが多かった．祖母は，いわゆる世話好きでお節介なところがあったため，本人はそれを非常に苦痛に感じていた．これは当院外来通院中のエピソードだが，本人より「祖母が食事に毒を入れている」と話すことがあった．本人としてはそれを100％近く確信していて，苦痛を強く訴えた．この被害感は統合失調症の妄想のレベルであり，非定型抗精神病薬の投与も行った．何種類かの抗精神病薬を試したが，効果は全くなく錐体外路系の副作用ばかりが目立った．

　ところが，治療に難渋しているうちに，なぜか突然全く訴えがなくなるというようなことがみられた．詳しく話を聞いてみると，その時期は交際相手との旅行を控えていたり，日中のアルバイトが決まったりしており，どうも祖母と距離が取れるようになると症状が改善する，という印象を持った．こ

のことから，本人のもつ妄想は，典型的な統合失調症のものとは異なるのではないかと考えるようになった．

通院治療を続け，なんとか高校を卒業後，2度ほどアルバイト（弁当屋のお惣菜作り，配送業）に就労した．弁当屋は1年近く継続することができたが，ここでも世話焼きの同僚のおばさんとの関係に苦しみ退職していた．おばさんは，本人とシフトが一緒の時は必ず，「彼氏いるの？」「しんどそうだけど何かあったの？　おばさんに早く話してみなさい！」といった具合にまくしたてるとのことだった．この話をしたときの本人の訴え，

「ほんと，あのおばさんマジで死んでくれんかな．マジであいつは敵」

「このままいたら何かしでかしそうで辞めた」が非常に印象的であった．なぜならこのような言動は祖母の話をしたときにもあり，つまり祖母にしても弁当屋のおばさんにしても，女性を心配するあまり言っていることで悪意はないにもかかわらず，そのニュアンスが本人には全く伝わっていないと感じたからである．そして，今のところ何とか自制できているが，深刻な他害行為につながる可能性が考えられることが大きな問題だと考えた．

どう考えて，どうしたか

初診時から慢性的な抑うつ症状を訴えており，抗うつ薬などの薬物療法にも抵抗性があり治療に難渋していたが，祖母や弁当屋のおばさんに対する敵意，被害妄想の出現から，本症例に対するみかたが変わった．それまでの抑うつ，無気力な本人とは打って変わりエネルギーがあり切迫感があった．当初はパーソナリティ障害の可能性も考え，気分安定薬も投与したが効果はなく，何度も診察を重ねるにつれて，敵意の背景に情緒的なコミュニケーションの苦手さという特徴がみえてきた．そのため，祖母や弁当屋のおばさんのような濃厚な心配というものが想像以上に苦痛であり，それが二次的に抑うつ症状や被害妄想を引き起こしていると考えると，本症例の病態がはっきりしていくように感じた．

本人が苦痛として感じているのは抑うつなど二次的に引き起こされている精神症状であるが，それよりも先に発達障害を念頭に置いた環境調整，精神

療法が必要と考えた．まず，祖母と距離をとること，そして，本人の比較的適応の良かった時期について話し合った．弁当屋で1年近くアルバイトをしており，料理が最も好きであることも分かった．そこで，外来では料理を楽しむことを中心にした，本人にとって苦痛の少ない生活を目指していくことにした．

その後の経過

祖母との距離を取るため，母親との旅行や単身生活の可能性などを話し合っていたが，自宅を離れることには女性も不安がある様子であった．また料理を生かした仕事も，対人関係のことを心配し，前には進まなかった．しかし，突然，事態が大きく変わる出来事が起きた．

女性は外来受診に何度か交際相手を連れてくることがあった．彼は，非常に現実的でしっかり者という人物で，女性も，彼については「頼りがいがあって，いっしょにいて安心する」と話した．その彼が単身生活をするようになったため，度々女性が出向いて得意の料理をふるまったり，掃除をしたりするようになった．自然な形で自宅を離れて生活するようになり，様々な精神症状は落ち着いていった．

現在は，母親と交際相手としか対人交流がなく，閉鎖的な世界での生活ともいえるが，女性自身，長年の抑うつが取れて情動が落ち着き，今後は彼を家庭で支えながら自宅でできる仕事を探したいと前向きになっている．

考察

抑うつ症状や被害妄想を，発達障害の二次障害と捉えることで治療が進んだ症例である．実際は，交際相手の存在が経過に大きく影響を与えていることは確かだが，発達障害を念頭に置いたスタンスを治療者側が取れたことも病状の安定につながったと考える．

本症例のような軽度の発達障害は青年期となるとわかりにくいが，ス

トレス負荷時に顕在化することはよくみられる．非定型な精神症状に出合ったとき，発達障害の存在を常に考えながら診察することが重要である．

28 ▶母親に連れられて受診した30代男性
息子の亜昏迷と母親のうつ病の関係

受診の経緯

　亜昏迷状態で受診した30代の男性．母親に連れられて何とか外来にやってきたという状態であった．こちらからの問いかけに対して，何かを話そうとはするのだが，発語が非常にゆっくりで言葉にならず，身体もほとんど動きを認めなかった．母親によると，2〜3日前に突然このような状態になったという．「考えがまとまらない？」という問いには，「は・い」と答えたが，「怖い感じは？」という問いには「な・い・で・す」と答えた．10年前に通院歴があり，当時の診療録には，「統合失調症（？），うつ病（？），亜昏迷状態」と記され，2か月弱で症状が改善し，1年ほどで通院を中断となっていた．その後は，特に治療を受けていなかったという．これまでの経過と，恐怖感のなさ，治療の拒絶のなさなどから統合失調症は否定的で，また突然の発症などからうつ病も否定的であり，器質的なものか，反応性のものではないかと考えられた．念のため，脳波検査を行ったが，徐波化や突発波などの異常は認めなかった．

どうしたか

　不安・緊張が和らぐと，昏迷もいくらか和らぐのではないかと考え，筆者は男性に向けて「とても苦しいのではないかと思います．ここで，お薬を飲んで苦しみを和らげて，それからお話を伺いたいのですが，いいですか？」と尋ねた．わずかに男性が頷いたので，その場で抗精神病薬を服用してもらい，外来の処置室で2時間ほど休んでもらった．その後，改めて診察する

と，男性は少し表情が出てきて，問いかけにもゆっくりとではあるが，いくらか返事が返ってくるようになっていた．

何が起こっていたのか

　母親によると，男性は中学校の教員をしていたが，同時にある部活動の担当にもなっていたようだ．ある日，部活動のもう一人の担当教員が「彼が仕事をしてくれないので大変．私は担当をやめる」と話し，それを巡って男性が責められる形となった．その夜より，男性は急速に亜昏迷状態となり，学校から母親に迎えにくるように連絡がはいった．母親によると，2～3日前に会った時は，普段と変わりなかったということであった．

　母親の話では，男性は幼い頃より口数が少なく，一人で好きなことをしているのが好きな子どもであったという．友達は少なく，自分のほうから話しかけることは少なかったが，これまでに2～3人の仲の良い友人ができたということであった．非常に真面目で，学校の先生からの評価はよかったが，友達からは真面目すぎて面白くないと思われていたらしい．

　学校での件について，母親に話を聞くと，もう一人の担当教員が部活動の指導を男性にまかせきりで何もせず，それを校長に注意されて腹を立て，2～3日前に突然，やめると言い出したということだったらしい．突然やめると言われ，男性が自分に非があるのではないかと責め始め，その後，急速にこのような状態に陥ったようであった．

　男性は「私が悪かった．○○先生に迷惑をかけてしまった．学校をやめなければならない」と繰り返したが，どのような迷惑をかけたのかは具体的に話せなかった．そこで男性に対し，1週間学校をゆっくりと休むことと，少量の抗精神病薬の服用を指示し，その日の診察を終えた．

　10年前に亜昏迷状態になった時，男性は大学生で，先輩とのトラブルで男性に非がないのにもかかわらず責められた直後であった．男性は思春期頃から，対人的な問題で抑うつ的となることがあり，高校時代にも精神科を受診したことがあったという．

その後どうなったか

1週間後の受診時，男性はほとんど普通に話せるほどに回復しており，笑顔も見られるようになっていた．校長から，「本人を責めるつもりはなく，もう一人の教員もやめずに続けると話したので，これからも2人で協力してやってほしい」と言われたらしい．男性も「私が心配しすぎたようです」と安心した様子であった．

2週間後の受診時には，「そろそろ仕事に戻ろうと思う」と話し，その後しばらくして職場に復帰した．少量の抗精神病薬は，その後1か月半ほど継続して中止した．男性は，「自分でどうしたらいいか分からなくなり，手に負えなくなってしまう時に固まってしまう」「事前に段取りがついていると何とかなるが，急なことが起こると不安になり止まってしまう」と昏迷について述べた．男性には，継続した通院は必要ではないこと，それよりも「自分でどうしたらいいか」と悩むようになったら，すぐに受診するように話した．

母親の受診とそれまでの経緯

だが，不思議なことに，男性が復職をしてしばらく経った頃，母親が「何をする意欲も湧かない．みんなに迷惑をかけてすまない．何を食べても味を感じなくなったし，夜も眠れないし，寝てもすぐに目が覚める」と受診してきた．

それまで男性の横に座っていても気付かなかったが，母親はかつて入院していた患者であった．10年前，抑うつ状態で入院し，少量の抗うつ薬を服用しても口渇や便秘などの薬の副作用を訴え，薬を変えても改善しなかった．何でも副作用と思いこむ傾向が強く，最後には抗うつ薬の処方を中止したという経緯がある．母親の入院は半年を超えて長期化したが，入院3か月頃より，徐々に症状は改善し退院となった．その些細な副作用へのこだわりと，「全然，よくなりません」と静かに語る口調が印象に残っていた．

母親は「息子の調子が悪くなると，その後に私も調子が悪くなるんです．10年前，息子はまだ学生で，ちょっとしたトラブルを契機に今回のような症状になったのです．あの時も私は調子が悪くなって入院させてもらったの

です」と話した．希死念慮も認めたため，母親は再度入院となった．やはり半年ほどの入院となり，非常にゆっくりと改善し退院していった．その後は元気に過ごしている．

> **📋 考察**
>
> 　本人が「急なことが起こると不安になり止まってしまう」と述べているように，男性は突然の変化で混乱しやすい．今回は同僚教員の突然の「やめる」という発言が，10年前には同級生に責められるという体験が，反応性の亜昏迷状態の誘因となっている．男性のほうに非はないのに，あたかも男性に非があるように責められると，混乱してしまうのである．このような場合，誰かがすぐに客観的な状況を把握し，男性に非はないことと具体的な対応を助言する必要がある．男性に必要なのは，日常生活で男性を支援する理解者であり，助言者である．だが，理解者・助言者は急に探せるものではない．筆者は「あなたのことをわかって，相談にのってくれる人はいないだろうか」「あなたのサポーターはいないだろうか」など，普段から支援者を探し，大切にするように心がけている．
>
> 　男性の2回の亜昏迷状態の後に，母親がいずれも希死念慮を伴う重篤な抑うつ状態となった．母親は，男性の対人関係の不器用さをよく知っており，普段から心配していた．男性が昏迷状態となった時，母親の不安と心配はピークになり，男性が回復するとともに，疲れが滲みだすように抑うつ状態におちいったと考えられた．
>
> 　そのように考えると，男性の日常生活への助言だけでなく，保護者である母親もサポートするような2人を対象とした支援が求められているように思う．

29 ▶境界性パーソナリティ障害と診断された20代女性

認知症の人とは付き合いやすい

受診の経緯

　その女性は，希望の大学へ進学し単身生活を始めるも，なかなか友人ができず，入学半年後には大学を辞めたいと悩むようになったため，スクールカウンセラーのもとに毎日のように通い日常のことなどを相談するようになった．大学2年時にカウンセラーに「もう来なくていい」と言われショックを受け，見捨てられたと思い不登校，リストカットを始めるようになった．担当教官から精神科受診をすすめられクリニックを受診したが改善せず，出席もままならないため大学2年生で中退し帰郷した．

　帰郷後はコンビニエンスストアやデパートなどでアルバイトをするが長続きせず，そのことで悩みリストカットなどを続けていた．21歳の時にアルバイト先での動悸，不安などがひどくなったため精神科クリニック受診し，社交不安障害と診断され薬物療法が開始された．その後も大きな改善はなく，些細な対人関係トラブルなどを機に大量服薬，家庭での暴言・暴力が目立つようになり，救急搬送，警察保護などもあった．精神科病院に紹介され入院もしたが改善はなく，同様のことが続き医療機関を転々とした．いずれの医療機関でも診断は「境界性パーソナリティ障害」とされ，近隣では診療が難しいといわれ，最終的に当院受診となった．

初診

　主訴は「不安になりやすい」「ちょっとしたことでパニックになる」であっ

た．主訴やこれからの希望などを尋ねたところ，将来の希望として「認知症者の介護の仕事がしたい」と述べた．理由は「認知症の人とはコミュニケーションが取れるから」であった．本人にとって挨拶をしてオウム返しのように挨拶が返ってくる認知症の人は付き合うのがとても楽とのことであった．

生活歴

　介護の仕事を希望する理由に違和感があったため，予診の段階では問題ないとされた発達歴を詳細に母親に聞き直し，生活歴を幅広く聞いていった．すると，幼少の頃はそれなりに友人もいて目立った問題もなかったが，手順などにはこだわりがあり，皿洗いの順番を変えると怒ることも多かったという．いつも持ち歩いている大きなバッグにはほとんど読まない本がたくさん入っており，本人としてはその「重み」がいいとのことであった．また，曖昧な表現は苦手で具体的な指示がないと動けず，パンを買いに行くおつかいも具体的に「○○パン」と言われないと何を買ってよいかわからないことが多いとのことであった．初診時も自宅から病院までのルートに関して母親がおおまかな道順を確認していたものの，本人はそれがイメージできず前日に下見に来たとのことであった．小学校時代の通知表には「文章題が苦手」「消極的」「課題を見つけることが苦手」といった担任のコメントが散見された．

発達障害の視点からの経過の理解

　発達障害を疑う視点で生活歴を聞くと，以下のようなことがわかった．
　大学生時代のカウンセラーとの相性が良かった理由は，生活などに対して丁寧にかつ具体的にアドバイスしてくれたからとのことであった．カウンセラーに「もう来なくていい」と言われた経緯を詳しく聞くと，カウンセラーとのやり取りにより落ち着いた生活が送れていたため，「（落ち着いて生活が送れているので）もう相談に来なくても大丈夫でしょう」と言った内容を部分的にかつ字義的に解釈して被害的になっていた．また，コミュニケーションで混乱したり状況によってはパニックになったりした際に自傷行為を行うことで落ち着いた体験から，同様の状態になった時に自傷行為をするようになっ

ていた.

　大学入学までは家庭で母親が具体的に指示することで何とかやれていたが，単身生活になり，さらにはカウンセラーのアドバイスをもらえなくなってからは経過のとおりである．また，帰省後，母親は自立してほしいという思いから，女性が自分で考えるよう具体的な指示はあえてしてこなかったとのことで，それが女性をさらに混乱させていた.

　上記の通り，これまでの複雑な病歴は，発達障害があるためだったと考えると，かなり整理して理解することができた．

その後の経過

　生活歴，行動特性などをさらに色々と確認し，発達障害と考えられたためそのことを伝えたところ，当てはまる部分が多く，本人，家族とも非常に納得した．その後は心理検査（言語性IQ＞動作性IQ，有意差あり．下位項目でのばらつきも目立つ）や薬物調整などを行いながら，本人と生活，将来の具体的な目標を考え，さらにそれに対して具体的な指示を与えたりフィードバックしたりしながら診察を進めていった．また，家族とも本人への対応を一緒に考えていった．うまくいかず落ち込むこともあったが少しずつ前進していった．受診前には頻回であった自傷行為などの問題行動は一切なくなり，作業所に通所できている．

考察

　診断基準で操作的に診断するとパーソナリティ障害と診断されるケースは少なくない．特に本症例で取り上げた境界性パーソナリティ障害と発達障害は，受診時の横断的な状態を診ると非常によく似たところがある．両者ともに，①"全か無か"という思考になりやすい，②特に距離の近い人に対して，（手の平を返すような）不安定な対人関係・言動をとりやすい，③会話で誤解が生じやすい，などの特徴を有する．また，治療

的な対応においても，①しっかりとした明確な枠組みが治療的となる，②治療者の一貫した態度が患者を安定させる，③（図などを補助的に用いるなど工夫し）確かなコミュニケーションを心がける，④曖昧な態度は治療的とならない，など共通していることは多い．
　境界性パーソナリティ障害という診断は，拒否したいというものも含めた陰性感情を治療者に引き起こしやすい．臨床的には，行動化があったとしても発達障害と診断されているほうが，治療者や治療スタッフが心理的に巻き込まれず，近くも遠くもない，程よい治療的距離を保てるように思う．その意味では，境界性パーソナリティ障害のように見える状態，症状，行動特性などはできる限り，発達障害の特性で説明できないかと考えていくことが有効だと思われる．その上で診断を慎重に行っていけばよいのではないだろうか．つまり，行動の理解は発達障害として考えられないか広く捉え，しかし，診断は狭く，慎重に行うことがよいのではないかと考えられる．

30 ▶抑うつ状態で精神科病院に入院した30代男性

病棟スタッフも困惑する行動

受診の経緯

　小さい頃から手のかからない子で勉強もできたその男性は，高校を卒業後，周囲から進学をすすめられたにも関わらず就職．工場での仕事や飲食店など1〜2年で職を転々とし，24歳からは旅行代理店で働き始めた．30歳で結婚するが3年後に離婚．この頃から，時々出現する抑うつ状態で精神科のクリニックを受診し，抗うつ薬を処方してもらい改善したら通院をやめる，ということを繰り返していた．数年後，業績を上げたことが評価され同業の大手他社からヘッドハンティングされ転職したが，上司との折り合いが悪く，抑うつ的となり退職．その後もクリニック受診を続けるが抑うつ状態は改善せず，働くこともできないので半年後には生活が苦しくなり，保有するマンションなどをすべて売却し，生活保護を受けることとなった．そして「セカンドオピニオン」を希望し，当院を受診してきた．

初診時の様子

　表情は暗く，うつむき，おどおどした様子で視線も合わすことができない．「自動車事故を3回立て続けに起こした」「今までこなせていたパソコン処理ができなくなった」といった集中力・思考力の低下や，何もできずに1日中動けないといった意欲の低下，全身の痛みや吐き気，めまいなどの身体症状，不眠，食欲低下が半年くらい続いているようで，「そのうち死ぬから放っておいてほしい」「自分のような価値のない人間は廃棄されたらいいと思う」と希死念慮を疑わせるような発言もあった．しかし，抑うつ感はあま

り感じられず，多弁で事細かに(若干回りくどく)自分のこれまでのことを話していた．前医では強迫性障害とも言われていたらしく，スリッパが等間隔に並んでいないと気がすまない，本やCDは1枚でも抜けていたらダメ，といったこだわりや，右目が痒くて3回こすったらバランスが悪いので痒くない左目も3回こするといった独特のルールも認めた．

希死念慮も疑われ，単身生活で食事などもできていない状況であったため，両親の助けを借りることを勧めたが，本人は頑なに拒否した．ゆっくり休める環境にないため，入院治療を行うこととなった．

本人の特性

小さい頃から規則やルールはきちんと守る人で，手を抜くなどきちんとしない人を嫌うなど正義感がとても強かった．高校生の時も，成績表が5段階評価の5(最もよい成績)であるにもかかわらず，「自分のことをきちんと見ずに成績をつける先生が許せない」などと文句を言ったこともあった．自分を正しく評価すればもっと低い成績になるはずなので，5をつけた教師をいい加減だと感じたのである．職場でも，手を抜くことが上手な上司などには反発し，周囲の人間も彼の正義感についていけずに一人浮いてしまい，それに耐えられずに転職するということを繰り返していた．しかし旅行代理店での旅行企画の仕事は，企画ごとに仕事相手が変わり同じ人間と長く働かなくてよいこと，融通のきかなさもある反面，細かいところまできちんとアセスメントをして計画を立てるという特性が活かされ，「できる男」として認められるようになった．コミュニケーションの面では，場にそぐわないような発言はある一方で，「他人と接するときは常に120％のテンションで接し『この人は面白い人だ』とまわりに思われるようにしている」と自分の変わった発言をうまく活かすようにしているようだった．

病棟スタッフも困惑する不思議な行動

入院後，数日間はおびえた様子で，医療スタッフが訪室するたびにビクッと驚いたり，陰に隠れることが続いた．日中も部屋にこもり，落ち着かず自

室内を歩き回ったり，布団をかぶって過ごしたり，部屋の外に出なければならない時は，誰とも視線を合わせないように，うつむいたまま歩いていた．その一方で，やはり抑うつ感はあまり感じられず，持ち物についての細かい要求ごとをしたりした．また，「OK牧場です」「通じが通じん」といった場にそぐわないダジャレを言ったり，「あなたの笑顔はいつも素敵ですね．心が洗われます」と不自然なお世辞を言ったり，多弁に自分のことを語ることがあった．徐々にそれらの不自然な行動は増え，「心が安らぐんです」と，自室で周りに聞こえるような大きな声で歌を歌うなど男性の奇妙な面ばかりが目立つようになった．そのためスタッフの間でも「彼はうつ状態なのだろうか？」「入院は必要なのだろうか？」という疑問や困惑がみられるようになった．

どう考え，どうしたか

　要求ごとについては，環境が変わることの苦手さから来るもので，入院生活を少しでも自分の安心できる生活に近づけたいという思いではないかと考えた．ただ，集団での生活をする以上，病棟でのルールは守らないといけないことを説明し，本人もそれには納得した．しかし，男性が気になることは病棟で設定しているルールから少しずれており，例えば「靴を履いて寝てもいいか」「庭に落ちていた枝を病室に飾ってもいいか」など，こちらが想定していないことばかりでその数もとても多かった．スタッフは多くの要求を聞くだけで，判断ができず主治医に伝えるということしかできなかったので，要求ごとは紙に書いてもらい，その都度主治医から説明することにした．ひとしきり入院の最初にそのやり取りをし，きちんと男性に説明することで，その後は特にそういったことはなくなっていった．また，男性の冗談を言ったりするところは，男性のコミュニケーションの方法で，かつ男性のエネルギーを消費することにもつながるので，入院中は無理に面白い人として見てもらおうとしなくてもよいことを男性にも伝え，スタッフにも，そのような捉え方，関わり方をしてもらうことで，これらも経過とともに目立たなくなった．そして，最後に男性のうつ状態については，抑うつ感が感じられず，スタッフの中での評価も難しかったが，顔のうつむき具合で男性の抑う

つの改善を測ってみようと提案したところ，確かに休めるようになってからは徐々に顔も上がるようになり，スタッフから見ても男性の病状の評価がしやすくなった．

「一般企業じゃ通用しませんよ！」

　入院時は周囲に対する過敏性を認めたため個室を使用していたが，症状も徐々に落ち着いてきたある日，ベッドコントロールのために大部屋に移る話を，不在の主治医に代わりスタッフからしてみたところ，男性は怒り始めた．聞いてみると，部屋を変わる理由を尋ねたところ「主治医の判断で」とスタッフが答えたことに対して「主治医には今日は会ってないです」と男性は言い，スタッフが「入院して1週間くらいしたら大部屋に移るという話をしていた」ということと，「2名入院があるため個室を2つ空けないといけない」と男性に伝えて，大部屋に替わってもらったのだが，結局その日入院したうちの1人しか個室を使わなかったことに対し，男性は「3回も嘘をつかれた．私のことだけではない，適当にその場をあしらって騒ぎがおさまるのを待つ，そういう患者をバカにしたようなやり方に腹が立つんです．こんなの一般企業じゃ通用しませんよ！」と怒りをぶつけたのである．男性が感じることは理解ができるし，言い分もわかるので，まず不愉快な思いをさせてしまったことを詫びた．そして，スタッフ間できちんと情報を共有することや個々のニーズになるべく合わせた治療を目指すことはわれわれが改善すべき問題であることを伝え，しかし入院治療という性質上どうしても急に部屋を替わらなければならないことがあることもきちんと説明したところ，しっかりと納得したようだった．

　その後は，ゆっくりと病棟で過ごす男性の姿が増え，また診察時にも「焦る気持ちはあるけれど，無理をしないように少しゆっくりして，それから今までやってきたことを活かす仕事を探そうと思います」と前向きに捉えることもできるようになり退院となった．

考察

　男性のように発達障害傾向をもち，二次的に精神症状を呈してきた際には，典型的な病像を示さず医療者も評価や関わりに困ることが少なくない．また，男性が入院した急性期の病棟では，統合失調症をはじめとした多種多様な患者が次々に入院してくるため，対応には余計に困難を伴う．そのため，しっかりと特徴を理解し，評価，対応についてスタッフ間で共有することがとても重要である．

　また，適当にその場をあしらっているわけではないが，ストレートに伝えずに「その場が落ち着くのを待つ」ということは精神科での関わりにおいて，とても大切な関わり方である．しかし，きちんとしていないことに苦痛を感じる人もいるので，きちんと伝えることも重要である．「この患者さんはあやふやな表現が苦手だから」と前もって評価しておくことはもちろん大切なことだが，これは決して，発達障害圏の人だけではなくすべての人に対していえることである．わからなければ「わからないのでわかる人に聞いてきます」でもよいので，誠実に伝えることも大切なことであると改めて感じた．

31 ▶就職活動を通じて"天職"を見つけた2人の20代男性
「苦手を克服する」から「得意を活かす」へ

発達障害圏の人たちの就労

　発達障害圏の青年たちは仕事を見つけるのに苦労することが少なくない．対人関係やコミュニケーションの苦手さ，切り替えや柔軟な発想の苦手さ，丁寧だがゆっくりとした仕事ぶりなどが，就労の妨げになり，職を見つけられなかったり，職を転々としたりすることが多い．しかし，良い意味で予想外の展開を示すこともある．ここでは2人の青年の就労を紹介してみよう．

ある大学生の就職活動

　20代前半の男子大学生Aさんは，明らかに発達障害特性を有する人で，「人と話そうと思うと緊張する．みんなが僕をおかしいと思っている．みんなの中に入れない」ということで，1年あまり通院していた．診察時も緊張が強く，視線がまったく合わなかった．院内でたまたますれ違う機会があったが，正面の1点を凝視していて，声をかけても気付かず通りすぎていった．周囲の視線を意識しているためか，身体にとても力が入ったぎこちない歩き方であった．中学校・高校時代，自分から友達を作ろうと話しかけたが，挨拶以外に話す話題がなく，結局親しい友人はできなかったという．

　その後は大学へ進学し経済学を学び，就職活動で営業関係の面接を受けたが，ことごとく失敗．面接で緊張してしまい，自分のよさがアピールできないまま，不採用の通知がくる，ということの繰り返しだったようだ．面接の担当者から，「あなたは人の目を見て話すことができないし，いつも緊張しているから，人と接する仕事に向いていないですね」と言われたと，とても

つらそうに話した.「先生,面接の時,僕はどこを見て話したらよいのでしょうか」と尋ねられ,筆者が「鼻の当たりはどうだろうか」などと助言したこともあった.診察室で練習したが,とてもぎこちなく,うまくはできなかった.また,Aさんはいつも診察室の扉をバーンと勢いよく開けて入ってきた.これは決して乱暴なのではなく,ソロソロと開けるという調節ができないからである.それも面接では不利だったようである.

どう考え,どうしたか

　10社の面接に失敗した後,Aさんと「どうしたらいいか」と相談した.発達障害をもつ人には社会性の障害があるので,接客などの対人関係が求められる仕事は向いていないと言われることが多い.しかし,彼は非常に不器用で口下手であったが,同居している祖父母を非常に優しく気遣っていたので,人の世話をする仕事が向いているのではないかと思った.そこで「君の優しい真面目な性格には,福祉の仕事が向いているような気がする.お年寄りの世話をする仕事はどうだろうか.面接ではなく,しばらく手伝わせてもらって,君の働きぶりを見てもらったらどうだろうか」と提案してみた.

　その後,しばらくして診察にやってきたAさんは,「近くの老人施設に行ってきた」と報告してきた.施設の責任者からは「この仕事は決して楽な仕事ではないし,きれいな仕事でもない.たくさんの若者がやってきたけど,ほとんどの人が辞めていった.本当に働く気があるなら,3か月試しに働いてみなさい」と言われたという.それから3か月.Aさんはお年寄りに優しく,手抜きせず働いた.その働きぶりが評価され,晴れて正職員として採用されたのであった.

もう一人の就職活動

　20代前半の男性Bさんは,大学の途中から学校へ行かなくなり,その頃から家の外では全く話さなくなってしまった.その後,大学を中退.家では雑談こそしていたが,仕事などの現実的な話になるとまったく話をしなくなった.1年後,引きこもった生活を心配した親に連れられて受診してきた.

診察室でのBさんは，全くの無表情で無言であった．しかし，肌は日焼けし，筋肉が隆々としていた．その外見が引きこもった生活と不釣り合いで，とても不思議であった．それ以後，Bさんは約束した日にきちんとやって来た．そしてある時，Bさんの唇が微かに動いているのに気付いたのである．

　時間をかけて，Bさんの昼間の行動について教えてもらった．頷くか黙るか，話しても声が極めて小さく，しかもゆっくりと単語だけだったので時間はかかったが，週に3回「ス・イ・ミ・ン・グ」に行き，残りの日は自転車に乗って「サ・イ・ク・リ・ン・グ」をしていることがわかった．日焼けの原因はこのサイクリングであったようだ．また「ス・イ・ミ・ン・グ」では5km近く泳ぎ，筋トレもしているので，筋肉が隆々としているということもわかった．こうした話を聞くうちに，Bさんは自分の身体を，そして自分自身を「強くしよう」と鍛えているのではないかと思った．母親も「優しい子なんです．でも，もっと待たなければならないのでしょうか？　ずっとこのままということはないですよね」と心配していた．

　粘っていると，思わぬ転機がある．2年近く経った後，Bさんはアルバイトを見つけた．それは誰もが嫌がる過酷な仕事で，内容は重い荷物を繰り返し運び整理するという単調な重労働であり，これまで1か月以上勤めた人はいないということであった．しかしBさんは弱音を一言も吐かずに，黙々と自分のペースで仕事を続けた．このBさんの仕事ぶりには周囲の人がみんな驚いたらしい．この過酷な仕事はBさんがこれまで毎日，黙々と鍛えてきた身体を最大限に活かせるもので，Bさんにとってまさに適職だった．数か月後，Bさんは，その真面目さと筋力を評価され，「このような人材は得難い」と，アルバイトから正社員に昇格．そして通院も終了となった．驚いたことに，最後に「ありがとうございました」と，はっきり筆者に言ったのである．ほっとして緊張が緩んで，言葉が出たのである．Bさんが診察室で，とても緊張していたことがよくわかった．

考察

本症例で紹介した2人と出会い，就職に対する考え方がいくらか変わった．

今までの就職の練習は，「苦手を克服する練習や訓練」が強調されてきた．もちろんこれはとても大切である．しかし，興味を持てない練習やいろいろな場面での会話の練習を続けているうちに，くたびれ果ててしまう人も多い．しかも，練習しても急に苦手でなくなるわけではない．これでは何のための練習かわからない．

いろいろな経験を積んでいるうちに，「得意を活かして働く」ことのほうがうまくいくことが多いと思うようになった．しかし，得意を活かせる職場や環境は，どこにでもあるというものではない．限られたワン・ポイントであることが多い．Aさんのように，「苦手を避けて，実をとる」という方針に変更することでうまくいくこともあるし，Bさんのように，「（身体を鍛えて）チャンスを待つ」しかない場合もある．いずれにしても，その人に合った仕事を粘り強く探すことが大切である．

2人は利用しなかったが，障害者枠での就労はどうだろうか．自分の苦手を自覚していて，職場での配慮やサポートを求めている人には，障害者枠での就労はうまくいくことが多い．だが，自分の苦手を自覚しておらず，また，障害者枠という言葉にも心理的な抵抗を抱いている人にはあまりうまくいかないことが多い．障害者枠については，本人・家族と充分に話し合い，納得したうえで利用することが大切となる．

32 ▶抑うつや自殺念慮，過呼吸発作などを呈した20代女性
心理検査は必要か？

受診の経緯

初診時20歳の女性．高校卒業後にパン工場に就職したが，必要以上に細かい所まで気にして作業が遅れることが多かった．そして疲労がたまっても自分自身で気付かないことが多く，疲労がピークに達してから体調不良を訴えた．また，「気分の落ち込みが激しく，身体が思うように動かず，死にたくなる」時期を周期的に繰り返すようになった．仕事のミスをきっかけに職場で過呼吸発作を頻回に起こすようになり，「過呼吸をなんとかしたい」とのことで初診となった．

初診時の様子

初診時，現病歴を話すうちに過呼吸が出現し，診察室に倒れこみ大量の発汗がみられた．処置室にて紙袋呼吸法を行い，看護師にしばらく付き添ってもらったが過呼吸は治まらず，その後約1時間続いた．しかし，診察医が処置室に赴いて本人に状態を尋ねたところ，本人は自らベッドから起き上がり紙袋を取るとともに過呼吸は止まり，「もう大丈夫です」と述べた．そして，再びまたベッドに横になると過呼吸が再開した．過呼吸発作も普通なら喘息発作や心臓発作などと同様，尋ねられたことに返答する間だけ発作がピタリと止まって普通に話ができることはないため，診察医はこの現象を不思議に感じた．

初診後の経過

通院となったが，気分の落ち込みが激しい時期が1〜2週間程度の周期で

現れた．自宅でも気持ちが苦しくなると，自分の手やタオルで首を絞める行為がみられたという．

　診察では，「他人と会話がうまくできない」「他人が言ったことが頭に入ってこない」「私は周囲とズレている」「友人ができても，話が合わなくなった友人は切り捨てた」「思いついたことをすぐ口に出すため場の雰囲気を悪くさせてしまう」といった話を何度も繰り返した．

　他にもさまざまな気持ちが語られたが，つらいことを訴えているにもかかわらずその感情がなかなか伝わってこない印象があり，何に困っているのかつかめないことが多かった．自殺念慮を訴えるが切迫感はあまり感じなかった．また，「苦しいなら死んだほうがまし」といったゼロか百かの考え方を思わせる言葉も多かった．

　これらのことから，女性には発達障害特性がある可能性を主治医は考えるようになった．

　その後，本人は精神疾患の本をいろいろと読み始め，発達障害の本も読み，当てはまることが多いと言うようになった．自分は発達障害なのかもしれないと気にする気持ちに従い，特性を知って自己理解を深めるためにと説明して心理検査を提案．その際には「あくまで特性をみるためのもの」と強調し，発達障害や自閉症スペクトラム（ASD）という言葉は一切こちらからは出さなかった．本人は自身の特性を見たいと思う反面，それらがわかった時が怖いのだと語り，決心がつくまで時間を要した．そして，本人の納得が得られたので心理検査を施行した．

心理検査後の経過

　言語や動作などの全般的な知能指数を測るウェクスラー成人知能検査（WAIS）を施行したところ，言語性よりも動作性が優位などの結果が得られた．その結果については全体的傾向を本人に説明したが，正確な数字は本人が余計に気にしそうだったので伝えなかった．しかし本人が「正確な数値が知りたい．白黒つけたい」と執拗に言い続けるため，正確な数値を伝えたところ，「自分はASDだ．障害者と診断してほしい．障害者として生きてい

く」などと主張するようになった．ASDかどうかはWAISの結果だけで決まるものではないことを説明しても納得せず，「心理検査を勧めた時点で先生はASDを疑っていたんでしょう!?」などと怒りをぶつけるようになった．検査はあくまで特性をみるためのもので，生活をする上で何か工夫などができるのではないかと考えたからと繰り返し説明したが，聞く耳を持たなかった．以降，診察では上述のようなASDの話ばかりとなり，そんなやりとりを繰り返しているうちに主治医に対する不信感が増し，患者−医師関係は悪化．最終的には「先生のせいで障害者にさせられた」という言葉を残して通院中断となった．

考察

　主治医としては，心理検査をすることで自己理解が深まり，自己の特性への納得が得られ，その後の治療や支援がうまくいくのではないか，と考えた．なぜならこれまでの多くの事例が，心理検査が経過に良い影響を与えたからである．だが，本症例の女性は，自分の特性が明らかになることへの不安感，ないしは恐怖感を感じていた．納得して受けた心理検査ではあったが，結果が出てしまうと，結果を完全に把握したいと感じ，結果が出たからには明確な結論が出たのだと受け取ってしまったようである．「〇〇の可能性がある」を「〇〇だと確定した」と受け取ってしまう傾向や，あいまいな結論は理解できず，状況を常にゼロか百で理解しようとする傾向は，発達障害事例でよくみられる傾向である．

　本症例では，心理検査の侵襲性について考えさせられた．時間をかけて話し合った上で慎重に行った場合でも，心理検査が侵襲的になる事例が一部にあることを教訓としたい．普段の生活や診察場面においても些細なことに対して反応しパニックになりやすい本人の特徴を考えれば，心理検査は施行するべきではなかった可能性がある．「心理検査は本当に必須なのか」「この患者には侵襲性はないのか」を常に考える必要がある．

33 ▶自閉症スペクトラムとともに多動と衝動性も併存した20代男性

回転寿司職人

受診の経緯

　その男性は高校卒業後に企業に就職するも2か月で退職．その後も仕事は短期間しか続かず職を転々としてきた．22歳時に回転寿司店にアルバイトで勤務するようになった．そこでの仕事は本人としては非常に合っており，魚をさばく，寿司を握る仕事を一生懸命頑張っていた．手際よく速く寿司を握れるということで上司からの評価も高く，24歳時には正社員として採用された．社員となってからは魚をさばく，寿司を握るという業務に加えて，アルバイト社員の調理指導も行うようになった．人付き合いは得意ではなかったが，部下からの評判も良く，後輩に業務を教えつつ一生懸命寿司を握る仕事も行っており本人としてもとても充実した時間であった．仕事内容を評価され，25歳の若さで副店長になった．

　副店長になった途端，店長が怪我で入院したため，店全体を切り盛りすることとなり，調理に加えて，人事，売り上げなどの金銭管理を行わねばならなくなった．当初は新しい仕事を行うことに喜びを感じていたが，毎日の売り上げ金や仕入れや給与など支出の管理に日々追われるようになった．金銭管理のミス，発注ミスなどの失敗が徐々に増加し，それとともに社内での評価も下がり半年ほどで降格させられた．その頃より，アルコールの大量摂取，火のついたタバコを手に押し当てる，壁を殴るなどの自傷行為がみられるようになった．降格後も仕事上でのミスは増え続け，飲酒や自傷行為が増えるとともに仕事も休みがちとなった．そして，無断欠勤が続いたとの理由で26歳時に会社を解雇され

た．その後は父親，姉と同居していたが，しばらくして，本人が失踪したとのことで家族が警察に捜索願を出し，飲酒し町をふらつきながら歩いているところを発見され，同日家族に伴われて初診となった．

初診時にわかったこと

　本人に話を聞くと，「店長業務をするようになってからは，職員の給与や勤務の割り当てを自分でしないといけなくなり，毎月の売り上げのノルマのことまで考えないといけなくなった」「お金の計算のミスや，材料の発注の間違いなどが続いてパニックになった」「毎日が失敗の連続で仕事が楽しくなくなった」「職場の同僚全員から責められているような感じがして，会社に行くと手が震えるようになった」といったことを話した．自宅に帰ってからもソワソワして落ち着かず，タバコの火を手に当てたり飲酒をしたりすることでそれを抑えていたという．職場を解雇されてからは家では気持ちが落ち着かず，いても立ってもいられなくなり町に飛び出すようになった．診察中も椅子でじっとしていられず足を動かしていた．また，診察中は常に診察室の時計や本，検査器具などを気にして視線も合わなかった．「家にいるとまた飛び出してしまうので入院させてください」と自ら入院を希望した．

生活歴

　両親は本人が小学生の頃に離婚しており，父親，姉と生活してきたため，父親と姉に子どもの頃からの様子を教えてもらった．就学前より落ち着きはなくじっとしていられないところがあり，走り回って怪我をすることも多かったとのこと．課題や提出物は期限内に完成させることはできず，そのことで教師から叱られることは頻繁にあった．また，いつも一人でブラブラと過ごしていることが多く，集団に属する感じではなかったが，憎めないところがあって何人か仲の良い友人はいた．高校に入学してからはバイクにはまり，いつもバイクの雑誌などを見ており，周りが驚くほどの知識をもっていたという．その頃からバイクを運転するのも好きで，かなりの速度を出すこ

とが多かった．高校卒業後，回転寿司の仕事を始めるまではどの仕事についても長続きせず数か月で辞めてしまうことが続いたが，人間関係がうまくいかないことと工場での作業，事務職などの仕事内容にすぐに飽きてしまうことが主な原因であったようだ．それが回転寿司の仕事を始めてからは見違えるように仕事に没頭し，毎日生き生きとしていたとのことであった．

本人の話によると，工場での作業や事務職は退屈でいてもたってもいられなくなり，対人交流が必要な仕事だとうまくコミュニケーションがとれずしんどくなってしまったようであった．しかし，回転寿司の仕事は寿司の皿が回転して動いているのが好きで心が落ち着いた，魚を包丁でさばくのも寿司を握るのも楽しく飽きなかった，人との交流はマニュアル通りで，好きな調理をしておけばよいので困らなかった，とのことであった．

どう考えたか

男性はもともと対人コミュニケーションの苦手さ，物事へのこだわりなどの自閉症スペクトラムの特性を持っていただけでなく，多動，衝動性などのADHDの特性ももっていたと思われた．そして幸い，回転寿司店での調理の仕事は男性の特性にピタリと合っていたようである．それが店長の仕事になると金銭管理，人事の調整など本人にとって苦手な仕事が急激に増加し，不適応に至ったのだと考えた．

入院後経過

入院後しばらくは病棟の中を歩き回り，診察時も落ち着きのなさが目立った．しかし，状況の整理や今後について話し合いをしていくうちに徐々に落ち着いていった．そのため退院することになったが，本人としては飲食店でまた働きたいという思いが強かった．退院後，しばらくは自宅で過ごしていたが，数回目の外来受診時に突然，前の職場とは別の回転寿司チェーンで働くことが決まったとの報告があった．診察の中で今回は金銭管理や人事に関する仕事は避け，調理の仕事だけを続けることについて話し合い，その方針で続けていくことになった．それ以後，特に困ることなく，生き生きと仕事

を続けており，定期診察も終了となった．

> **考察**
>
> 　本症例は，自閉症スペクトラムの特性に加えて，ADHDの特性も同時に有していた．常に動き回っている寿司皿を見ることは，動くものを見ることで落ち着くというADHD特性と，回転するものに惹かれるというASD特性との両面で，男性にはピッタリ合っていたと考えられる．
>
> 　発達障害特性をもつ人の職場適応を考える際は，苦手なことを避ける環境調整がまずは必要である．だが，苦手を避けることだけではなく，本症例や前述の**症例31**（☞p163）のように本人の特性を活かすことも重要である．得意先を回る仕事には適応できなかった人が，製品の出荷前の検品作業に替わったところ，有能な人として適応できるようになった例などがある．「この人の特性を何かプラスに利用できないか」を常に考えるように努めたい．

34 ▶就職後に抑うつ状態を呈した10代男性

文字に起こさないと理解できない

受診の経緯

男性は，高校卒業後に自動車販売の仕事に就いたが，上司や先輩が丁寧に教えてくれてもなかなか仕事が覚えられず，徐々に仕事に自信がもてなくなった．就職3か月後，何をしても楽しくない，人が怖い，すべてに悲観的になってしまう，3週間で3kgの体重減少，寝つきが悪く3時ごろに目が覚める，などの症状が見られるようになり，心配した父親とともに受診となった．

生活史

特に変わった子どもでなく，友人も少なからずいたという．ただ，ときどき悪気なく友人を怒らせることはあったようだ．短所は遅刻しやすいことと，忘れ物をしやすいことで，ついうっかりすることが多かった．高校時代はバスケットボール部に所属して，同級生や先輩からいじられやすい存在であった．高校1年時から部活の女子マネージャーと交際を始め，今も継続している．バスケットをしているときに転倒して頭を打ったことがあり，それ以来「物覚えが悪くなった」と感じていたが，成績は高校では上位であった．

初診時

症状としては，抑うつ，無気力，食欲がない，何を食べても味がしない，眠気がない，寝つきがわるい，昼間も眠いなどを認めた．仕事については，「車の初めての契約の時にうまく段取りができなくて，お客さんを怒らせてしまって…．先輩がいろいろ教えてくれるけど頭に入らないんです」と切羽

詰ったように話した．「高校の時に頭を打ってから物覚えが悪いんです．だから仕事ができないのだと思う」とも述べた．

念のため頭部 MRI を撮ったが，異常はないためその旨を説明した．すると，安心するかと思いきや，「異常がないのなら，元々僕は頭が悪いんです」「仕事はもう辞めます」「生きていても…」と余計に自責的になった．

就職して環境の変化に適応できていないことでさまざまな症状が起きていることを説明し，まずはしっかり休むことを提案．「まずは休んでから仕事をどうするか考えましょう」と伝え，「適応障害にて2か月の療養を要する」との診断書を発行し，抗うつ薬，抗不安薬を処方した．当初の印象は反応性の「中等度うつ病エピソード」の印象であった．

初診後の経過

男性は診察予約の時間に遅れることが多かったが，遅れても特に「すみません」などと謝ることはなかった．遅れた理由は寝坊や用意に時間がかかったというものが多かった．休職と抗うつ薬・抗不安薬で当初の抑うつ気分や意欲低下はある程度改善したが，復職の話になると本人は「自信がないです」と躊躇した．どういうところに自信がないかを尋ねると，「先生，怒らないで聞いてください．先生との診察はスマホで録音しているんです．それを後で文字に起こさないと理解できないんです」と話し始めた．

「文字にしないと理解できない」のは発達障害の可能性が高く，さらに詳しく生活史を尋ねると以下のことがわかった．

本人が改めて語る生活史

小学校の頃から漢字は得意だった．なぜなら一度見れば覚えてしまうから．授業はほとんど聞いていなかった．聞かなくても教科書を見ればわかるから．授業中は窓の外を眺めていることが多く，先生の顔を見ていないことも多かった．国語の文章問題は質問の意味がわからず苦手だった．しかし答えを丸暗記するのは得意だった．特にパズルで間違い探しをするのはとても得意だった．小さい頃から鼻が利きすぎると感じていた．学校は古くて独特

のにおいがして，特にトイレのにおいは最悪だった．得意な科目は社会や生物で，目で見て覚える科目が得意だった．テストの前は図をそのまま丸暗記していた．画像をイメージのまま覚える感じで，みんなそうやっていると思っていた．高校時代には居酒屋でアルバイトをしたが，お客さんの声や音楽が一緒になって注文が聞き取りにくく，間違えて怒られることが多かった．

これまで，自分は他人と何か違うのではないかと何度も思っていた．自分なりに努力してきたが，いろいろなところが抜けていて，失敗や忘れ物などの失敗を繰り返してきた．

就職してさらにつまずいた．商談でお客さんの話を聴いても，あとで思い出そうとしても何を話したかわからず愛想笑いしかできず，お客さんや先輩に怒られて自信がなくなった．スマホで会話を録音して，家に帰ってから文字に起こす作業をすることで理解していたが，だんだん寝る時間がなくなった．昼間は眠くて余計に相手の話がわからなくなった．

以上が本人視点での生活史であった．知能検査を行ったところ，WAIS-Ⅲでは聴覚に比べて顕著な視覚優位を認めた．

どう考えたか

幼小児期より，嗅覚過敏や聴覚過敏があり，コミュニケーションの障害（ときに友人を怒らせる）もあるようだった．知覚については聴覚からの情報はひどく苦手な一方，視覚からの情報はイメージとして頭にすっと入ってくる極端な視覚優位が認められた．学生時代は，聴覚からの情報の代わりに視覚からの情報で補うことで勉強もできており，コミュニケーションの障害も，他人とのやりとりはこのようにするのだと学習することで大きく破綻することはなく過ごせていたと考えられる．しかし就職して営業職に就いたことで，耳からの情報が仕事で大きなウエイトを占めるようになり，今まで視覚情報で補っていたのが補えなくなり生活に支障が生じたようであった．

その後

男性は「頭を打ってから物覚えが悪くなった」と思っており，自分の状態を

説明する何らかの明確な理由があったほうがよい人だと考え，発達障害であるとはっきり伝えた．これまでの失敗や苦労は障害によるものだという説明に，本人は安心したようだった．自分がいわゆる「正常」であるなら，この世界でどう生きていけばよいのかわからなくなっていたが，発達障害だと診断されたことで，「これまでの生きにくさに説明がついて，楽になったような気がする」と言って前向きになり，真正面に自分と対峙できるようになった．

職業を選べば一般就労は可能であろうと説明したが，本人は「自信がないから」と言ってまずは障害者枠で働くことを希望した．そこで精神障害者保健福祉手帳を取得してもらい，ハローワーク，障害者職業センター，発達障害者支援センターにつなげて，本人および関係部署と話し合い，障害者枠での就労が始まった．その後は自信をつけて一般就労を目指すこととなった．発達障害と診断してからは本人の希望で投薬は中止した．何か相談があればいつでも主治医か担当心理士に連絡するように伝えている．

考察

当初は発達障害の印象はさしてなかったが，患者との関係ができてくるにしたがい，本人が困っていることを具体的に話してくれるようになり，発達障害特性が明らかになった事例である．

本症例の特徴は，極端な視覚優位とそれを代償する本人の努力の生活史である．「自分は何かおかしい」と感じてその原因を求め続けていたため，「発達障害だ」とはっきり説明することが治療的であった．診断を納得して受け入れることができたので，その後の就労支援は非常にスムーズだった．苦しみに満ちた生活史を発達障害が説明してくれたと本人が納得したとき，発達障害診断がいかに治療的な力を持つかを教えてくれたケースと言えよう．

発達障害だとはっきり伝えたことでよくない展開になるケースもあるため一概には言えないが，本症例のように本人が生活障害に苦しんで自責的になっている場合は，伝えたほうがよいと考えられる．

35 ▶突然自殺企図を起こした2人の男性（40代，20代）

「死ね！」と言われたので…

受診の経緯

　40代の男性が，自殺企図で大怪我をし，その復職にあたって産業医から助言を求められた．

　男性は仕事のスピードや能率はよいほうではなかったが，20年以上まじめにコツコツと働いてきた．ところがあるとき，上司から仕事のちょっとした不手際を注意され，言葉のあやで「お前なんか死んでしまえ！」と言われて，本当に会社の窓から飛び降りたという．「このようなことがこれまでにあったのですか？」とたずねると「20年働いてきて初めてです」と答え，そして側にいた妻も「こんなこと初めてです．真面目でおとなしい人で信じられなかった…」と話した．

　その時のことについて尋ねると，「いろんな人から責められたような気がして頭が真っ白になって，そのうえで，上司から『お前なんか死んでしまえ！』と言われ，本当に死ねと言われているように聞こえて飛び降りました」と．そして「今，思ったら，本当の意味で死ねと言われたのではないと思うのだけれど…」と述べた．「これからも，こんなことが起きると思いますか？」と聞いたところ，「慣れた部署に戻れば大丈夫だと思う．3か月前にどうしても人が足りないからと言われて，しようがなく部署を変わったところだった．仕事がまったく変わり，大変だった」と答えた．

どう考え，どうしたか

　男性は，職場に親しい友人はほとんどなく，口下手で無口．また判で押し

たような仕事ぶりで，予定を変えたり，柔軟に対応したりということはできなかった．会社はそんな男性を，スピードは遅いものの，ミスの少ない仕事，そして手抜きをしない実直な勤務態度と評価していた．「楽しみは何ですか？」と尋ねると，「仕事から帰って，夕食に缶ビールを1本，妻と飲むこと．そして，夜に好きな音楽を聴くこと」と答えた．苦労は多かったかもしれないが，男性なりの楽しみももちながら生きてきたようだ．筆者はそれを大切にしたいと思った．

　産業医には，男性を元の部署に戻してもらうこと，男性は自分のペースで仕事をコツコツやっているときに力を発揮すると思うことなどを伝え，できれば数か月後にもう一度お会いしたい，とお願いをした．

　男性の乳幼児期のことを語れる人はなく，男性を発達障害と診断することはできないが，少なくとも男性は，社会性の障害，コミュニケーションの障害，こだわり行動など，発達障害の特性をもっていると考えられた．

もう一人の自殺企図

　もう一人，ここで紹介する20代後半の男性も，10年近く真面目に仕事をしてきた後，ある日突然「死ぬ」と言って，道路に飛びだして大の字になった，というエピソードの持ち主である．話を聞くと，同僚から「ばかやろう！　死んでしまえ！」と言われて，その通りにしたということであった．同僚は男性が同じミスを繰り返したので，思わず言ってしまったようであるが，もちろん本気で言ったわけではなく，「気をつけなさい」と言うつもりだったらしい．しかし，よく聞いてみると，男性は母親との2人暮らしであったが，3か月前に男性をいつも支えてくれていた母親が癌になり入院し，その頃から小学校・中学校時代にいじわるされたことがいろいろと思い出されて苦しかったらしく，今回の件はそんな時に起こった出来事だった．

　好きなことについて聞くと「一人で自分の部屋を歩き回り，独り言を言うのが楽しい」と答え，2～3人の友人を除いてこれまで友人がいなかったことも明かしてくれた．話しぶりは一方的で，さえぎらないと終わらなかった．発達障害の傾向を強くもっているものと考えられた．

どう考え，どうしたか

　衝動的な行動の背景には，母親が癌で入院し単身になったことへの不安があった．男性には安心できる生活基盤が必要と考えた．

　職場の上司は，男性の真面目な仕事ぶりを評価してくれていたので，職場での声掛けや職場の雰囲気作りなどのサポートをお願いした．男性には頼りにできる親族が一人いたので，その親族に男性との関わりを増やすことをお願いした．男性は1か月後には復職し，また元どおり真面目に仕事をしている．

考察

　2人とも自殺企図がきっかけで受診となったが，どちらも，「死にたい」と自覚していたわけではない．周囲からは突然の理解できない行動に見えたが，数か月前から環境の負荷や変化とともに，過去の嫌なイメージの想起などがあり，最終的に周囲からの情報を処理できない状況でパニックとなって，それこそ字義通りの行動に至っている．このような行動が起こっても，復職の受け入れがよかったのは，単に彼らが真面目であっただけでなく，彼らの純粋さ，誠実さが理解され，好かれていたためと思われた．

　彼らの自殺企図直前の心理状態に目を向けても，そのときの心理状態を漠然としか説明できないことや，そもそも自殺企図自体を想起できないことが少なくない．しかし，もう少し長い期間で考えると，彼らの人生に変化が生じ，じわじわと追い詰められていることが多く，しんどさが極限に達した時にこのような自殺企図が起こったものと考えられた．もう少し早い時点でしんどさを自覚し，助けを求めることができればよいのだが，これが非常に難しい．なぜなら彼らはしんどさを自覚していないことが多いからである．ではどうしたらよいのだろうか．しんどさを自覚できるようになるには，周囲の人の「大丈夫？」「疲れていない？

無理をしないようにね」などという，さりげない声かけがとても大切になる．そのような声かけをとおして，彼らが疲労感や苦痛感を自覚できるようになることが，自殺企図などを止まらせる何よりものブレーキになるのである．

36 ▶コミュニケーションに難のあった30代女性

パソコンの威力

受診の経緯

　女性は3人姉妹の真ん中の子として生まれた．幼少時は泣き虫であったが，友人も多く明るい子だった．中学3年生の頃から友人関係がうまくいかなくなり，周囲の人に対し被害的な感情をいだき始めた．高校入学後も友人関係がうまくいかず1か月で中退．その後はアルバイトを転々としたが，どこに行っても長続きしなかった．19歳の頃に幻聴や被害妄想が出現したため，近医を受診．統合失調症と診断され抗精神病薬の投薬が始まった．内服を開始するとすぐにそれらの症状は消失したが，人間関係はこれまで同様うまくいかず，仕事も長続きしなかった．被害的な思いから家族との関係も次第に悪くなり，家族関係を良くしたいことと仕事が長続きできるようになりたいということで，入院による生活の立て直しを希望して当院を受診した．

何をしても長続きしない

　初診時には，悪口や自分の行動に命令してくる幻聴，「窓から見られている」と言ってカーテンの隙間に目張りをするといった行動，「父親が胸ばかり見てくる」といった家族に対しての妄想などがあった．入院後，それらはすぐに消失したが，入院環境への適応はなかなかできず退院を希望，結局数日で退院した．数か月後に再び家族との折り合いが悪くなり，入院を希望して再入院となったが，やはり環境になじめずに数日で退院した．その後も同様のことを何度も繰り返し，時には入院した当日に退院したこともあった．
　女性には入院治療は合わないと考え，その後は約10年間外来治療を続け

た．作業所，デイケアなども試みたが，やはり長続きせず数日から数か月で辞めてしまった．支援センターでの関わりも，相談のたびに女性の意見が変わるため女性に合った環境を作ることができず，自閉がちに家で過ごすことが多くなっていった．些細なことで女性の不安は増強しパニックとなることが度々見られるようになり，家族も疲弊していった．病院へ電話をかけてくる頻度も増え，「何時に薬を飲んだらいいか」「自分はどうしたらいいのか」などの確認を1日に何度もするようになった．姉に子どもが生まれ，同居するようになってからは，「両親が孫ばかりをかわいがる」「家の中がうるさい」と言い，両親や姉との折り合いも悪くなり，再び被害感が強まり初めて医療保護入院となった．

女性の特徴

　入院して幻覚妄想が落ち着くと，コミュニケーションの問題が目立つようになった．誰も読むことができない，ミミズのはったような小さな文字で，自分の思いついたことをびっしりとまとまりなく，順番もバラバラに書いた手紙を，病棟ですれ違うたびに渡してきた．また口頭でも「△△（女性の名前）さんは頭が痛いので早く治してください」「お姉ちゃんと仲が悪いのは被害妄想です」「車の音がすると家を覗かれてイライラします」「仲良くできるお薬をください」などと，自分のことを名前で言ったり，文法もばらばらだったり，一方的に自分の困っていることを思い浮かんだ順にいくつも続けて伝えてきた．スタッフも女性が何を言いたいのかがよくわからなかった．耳で聞いて理解することも苦手なようで，「早口で話されるとわからない」「複数の人が話すとわからない」「大きい声で話されると怒られていると感じる」「みんなが笑っていても内容はわからず，とりあえず自分も笑っている」などと訴え，コミュニケーションにはかなりの困難さがあるように見受けられた．相手が明らかに困っている様子であってもそれがわからないなど，心情を読み取ることも苦手な様子がうかがえた．声を聞いただけでほとんどの声優さんがわかるというこだわり的な特技がある一方，服薬時間などスケジュールがきちんと決まっていないと不安になるなどの一面もあった．ス

タッフの観察では十分に眠れているにもかかわらず,「10時間眠れる薬をください」などと言い, 毎回の診察時に睡眠薬の増量や変更を望んだ. よく聞いてみると, 消灯時間は「寝ないといけない時間」で, その間は朝まで一度も起きずに眠っていなければいけないと思っているようであった.

どう考えたか

これらの特徴から, 女性は統合失調症ではなく自閉症スペクトラムだと考えた. その上でこれまでの病歴を見返してみると, 幻聴や被害妄想などの精神病症状は, 対人関係がうまくいかないなどの状況に反応して出現しており, 薬物療法や環境を変えて家族との距離をとるなどの方法で速やかに消失していた. そして, 女性の聴覚の敏感さや言語的な理解が苦手なために被害的に捉えやすかったと思われることがみえてきた. 発達障害という理解のもと, 支援の方法を再検討した.

どうしたか

まずはコミュニケーション障害に対して, 女性の思いを伝える手段として, 文書で伝えることを考えた. しかし, ミミズがはったような誰も読めない文字では意味がないので, 書く手段としてパソコンを使用することとし, 作業療法の時間にパソコンで文字を打つ練習をしてもらった. パソコンであれば, 画面を見ながらの編集が可能であるので,「これとこれは同じ内容なので1つにまとめよう」とか「これとこれは薬のことなので, 離すのではなく近くにくるように書こう」と文章をまとめる練習も行った. また, 伝える側もできるだけ明確に簡単に伝えるように心がけ, 1日のスケジュール, 今後の日程などはパソコンで表にしたものを彼女に渡すことにした.

退院後の日中の過ごし方も考えた. 家で過ごすと家族と衝突し, 女性自身も静かではない場所での生活は疲れると言うので, 家の近くにある作業所に, 入院中から精神保健福祉士や作業療法士らと体験利用を行い, そこのスタッフとも女性の特徴を踏まえた上で一緒に計画を立てた. 月曜日は農作業, 火曜日は室内での作業, 水曜日はパソコンの練習, などとスケジュール

を明確にした．家から離れてグループホームで単身生活をすることを目標に，何度も体験宿泊を行い，引き続き，家からグループホームへの体験宿泊を繰り返し，慣れたところで入所するように計画を立て，2か月間の入院治療を終えた．

> **その後**

退院後しばらく，「今から薬を飲んでもいいでしょうか」「台風が来るんですけど大丈夫でしょうか」といったことを日に何度も電話で相談してきた．しかし次第にその回数は減り，2週間に1回の診察の間に一度もかかって来ないことも増えてきた．診察時に見せてくれるパソコンの文章も少しずつまとまりを見せ始めた．これまで何をしても数か月しか続かなかったが，福祉施設へ通い続けて半年以上が経過し，両親や医療スタッフの心配をよそにグループホームでの生活も頑張って送ることができている．入院前には「一緒に住むのはもう限界です」と険しい顔で言っていた母親も，「家に帰ったときは洗濯の手伝いをしてくれたりとても助かるんです」と笑顔で女性のことを話すようになっている．

> **考察**
>
> 10年という長い間，統合失調症だとされたまま，環境を変えることもできず，本人も家族も苦しんだ事例である．発達障害という視点から見直したことがきっかけで，女性の特徴に合わせて，コミュニケーションの手段を考えてあげること，枠組みのある環境をともに作っていくことで非常に落ち着いて生活を送ることができるようになった．
>
> これまでの入院は任意入院で，本人の退院希望により数日で退院していた．そのため十分な行動観察ができていなかった．今回の入院は医療保護入院であり，2か月間に渡り行動観察を行うことができたため，発達障害特性が明らかとなった．後から振り返ると発達障害があることは

明らかだと感じるのに，統合失調症だとの視点からだと矛盾なく思えてしまう症例は少なくない．本症例の場合，これまで外来での診察では，調子のよいときは「変わりません」とか「順調です」などと述べるだけであり，調子がよくないときは「幻聴が聞こえます」とか被害妄想的な内容をまとまりなく一方的に話すため，陽性症状の悪化と捉えられ，薬剤調整を行った次の診察ではいつもの調子に戻っているため，薬剤に反応したと考えられてしまい，10年もの間，統合失調症として治療されてきたと考えられる．統合失調症だとされている患者であっても，別の視点で眺めてみるべきであり，注意深い行動観察が大切である．

　女性の場合，字があまりにも悪筆であったため，パソコンによる文書作成という方法を思いつくことができた．しかし考えてみれば，パソコンだと画面を見ながら文章を編集する指導が可能である．これは女性の思考過程を文字として視覚化して，思考過程そのものを指導していることになる．言ってみれば思考の「構造化」みたいなものである．思考過程を視覚化するコミュニケーションツールとしてのパソコンの威力についても学ばせてもらった．

37 ▶物忘れから意欲低下を示し始めた60代男性

うつ病？ それとも認知症？

受診の経緯

　60歳の男性．小さな不動産会社で働き，頑固だがしっかり仕事をする人だった．趣味は車で，2～3年ごとにいろいろな車に買い替え，かなりのお金をつぎ込んできた．60歳で定年となるも，再雇用で65歳まで働き，65歳で退職して引退した頃から物忘れを自覚するようになった．近医への通院が始まり，認知症のはじまりの可能性を指摘された．小さな物損事故を起こしてしまったことをきっかけに，周囲も運転を止めるように説得したところ，本人も覚悟を決めたようで，運転免許を返納し車も処分した．その様子は，それまで車が何よりの楽しみだった男性としては，意外なほどあっさりしたものであった．

　だが，その後から本人の元気がなくなり始めた．食欲もなくなり，体重が7 kg減少．「楽しみがないから，生きていても仕方がない」と希死念慮も口にするようになったため，67歳の時に精神科を初診となった．

初診とその後の経過

　初診では，食欲がなく，味の美味しさも喪失，意欲と興味，喜びの減退，不眠と抑うつ気分，そして希死念慮を認めるため，「うつ病」として抗うつ薬投与が始まった．抗うつ薬を十分量使うことで，徐々に症状は軽減し，抑うつ状態はかなり軽減した．その一方で，妻の言動に対してイライラすることが増えてきた．抗うつ薬を変更するなど薬物調整を行ったが，イライラはおさまらず，妻に大声で怒鳴ってしまうことも増えてきた．本人としては，些細なことに腹が立って怒鳴ってしまい，そのしばらく後には悪かったと思う

のだが，腹が立ったときには我慢できなくなるのだと言う．妻によると，「若い頃から言い出したら人の言うことは聞かない人」だったが，妻への怒りっぽさはこれほどではなかったそうである．

イライラのため間食が増え，体重は減少前の元の体重を超えて，糖尿病も指摘されるようになった．糖尿病の食事指導も受けていたが，食生活と生活リズムは独特だった．19時には眠前薬を服用して入眠するが，夜中の1時には目が覚めてしまう．するとすぐに起床し，夜中の2時に"朝食"としてパンを食べる．その後はすることがないので，夜中に洗濯と掃除をする．朝7時に"昼食"としてリンゴとヨーグルトを食べる．糖尿病なので果物は避け，パンをご飯に変えるよう内科で指導されるとご飯に変えたが，準夜帯に眠り深夜帯に洗濯などをする生活は続いた．そして，「仕事がなくなり，車と免許も取られて，甘い物も取り上げられたら，生きている意味がない」と言い，抑うつも悪化した．

毎週の外来で話を聞くと，「寝たきりです」と述べるのだが，外来受診日は病院の喫茶店でモーニングセットを食べ，診察後には食堂でランチを食べるのが唯一の楽しみとなり，週に1日だけはそういうことができるのだと言う．診察においても「もうダメですわ」と言いながらも笑顔を見せたりもする．

これからのことから単なるうつ病とは考えにくく，躁うつ混合状態などの可能性を考え，気分安定薬を追加投与したりしたが，イライラは継続し，抑うつ感や倦怠感などの抑うつ症状はやや軽減と増悪を繰り返した．動作は徐々に遅くなり，歩行もおぼつかなく杖歩行となった．男性のイライラや怒鳴りに妻は消耗し，また男性も妻と一時でも離れたいと言い，2人が揃って入院を希望した．初診から1年半経ち，主治医としても行動観察，診断の再考，治療の立て直しが必要と考え入院となった．

入院後の経過

入院の少し前から男性は電子機器に凝り始め，2台目の携帯電話に加えて，スマートフォンとタブレットも購入していた．入院してみると，ベッドの

テーブルに携帯電話2台とスマートフォンとタブレットの4つの機器を並べ，取扱説明書と格闘を始めた．取扱説明書を何度読んでも使い方がわからないため，携帯電話会社の無料サポートに電話をかけるのだが，本人の理解が悪いためか，なかなか納得ができず，1日に2時間も3時間も電話をしていた．妻が「そんなに何時間も電話をしたら，変な人だと思われて嫌がられるから，もうやめたら？」とたしなめても，「それがその人の仕事なんだ．何時間でも説明する義務がある」と意に介さなかった．電話では埒があかないと言って，妻を呼びつけて外出し，携帯電話販売店に乗り込み4時間近く説明を求めたりもした．こうした様子はとてもエネルギーがない状態とはいえなかった．言動については悲観的な内容を述べるのだが，入浴の後などには「さっぱりした」と言って笑顔も見せた．イライラについては，家では妻にはかなり怒鳴ったりもしていたが，入院後は納得がいかないと何度も言ってくることなどはあったものの，スタッフに怒りを向けることはなかった．

どう考えたか

入院後のこれらの状態は「抑うつ状態」ではないと考えた．そのため，抗うつ薬を漸減し，気分安定薬中心の処方へと変えていった．杖をついての足元のおぼつかない歩行については，理学療法士から「杖に頼った歩行のために，かえって歩行が不安定になっている」との指摘があり，杖使用をやめてもらったところ，背筋を伸ばしての歩行が可能になった．

今後の生活についての希望を尋ねたところ，「車も取り上げられて，自転車もふらつくからと取り上げられた．杖なしでは歩けなくなっていたけれど，今は杖なしで歩けるようになってきた．なんとか自転車に乗ることができるようになって，自分の好きなところへ自分で行けるようになりたい．そうしたら，妻との喧嘩も減ると思う」と述べた．普通の二輪自転車は危ないと思われたが，大人が乗る3輪式の自転車ならば可能かもしれないということになり，「3輪車に乗れるようになること」を今後の目標とし，それに向かっての身体的なリハビリを入院中の治療方針とすることにした．

> **その後**

この治療方針に本人は深く納得し，積極的に身体リハビリを頑張るようになった．ベッドサイドでも，ペットボトルに水を入れた「水ダンベル」を自ら持ち上げる練習を始め，病棟廊下の手すりに捕まってのスクワット運動も自主的にするようになった．リハビリに気持ちが移るとともに，「電話サポートへの執拗な電話は控えましょう」というこちらの助言にも素直に従うようになった．病棟スタッフが感じる本人への印象も，当初は「ややこしいことや細かいことにこだわる，対応が難しい人」という感じがあったが，徐々に「融通はきかないけど，真面目で素直な人」へと変わっていった．

一方，物忘れについては，徐々に進んでいる印象があり，抑うつ状態ではなくなってから改めて調べると，長谷川式で30点満点の19点と低下を認めた．頭部 MRI は若干の萎縮はあるものの，年齢相応の範囲内といえる程度であった．身体リハビリを中心とした入院治療を3か月間頑張り，妻へのイライラと怒りっぽさはなくなりはしないが軽減した状態となり，無事に自宅退院となった．

> **考察**
>
> 本例の確定診断はまだついていない．「認知症の始まりとしての抑うつ状態」の可能性が高いと考えているが，経過を見ないと何ともいえない．生育歴について尋ねてみたが，「問題はなかった」そうで詳細は不明である．頑固で「仕事では厳しい人」で，やや変わった人でもあったようだが，厳しい対人交渉も必要となる仕事をきちんと定年まで勤め上げている．
>
> 本症例については，発達歴も不明であり，発達障害があるとはっきり言うことなどとてもできない．ただ，老年期になり，認知などの能力が衰えてきたときに，能力の影に隠れていた「本人の元々の特性」が表面に現れてきた，と考えることは，本例の理解には有用だと思われる．そし

て，「気に入ってこだわった事柄は，とことん頑張る」というこれまた本人の特性を利用して，昔は自動車，入院後は電子機器に向かっていた本人の興味を，「身体リハビリ」に向けることに成功した．このように「本人の隠れた特性」の理解が治療的に使える可能性があることを，我々は常に留意すべきである．

▶ダイエットに没頭するようになった20代女性

体重が増えたら何の価値もない

受診の経緯

　女性は高校卒業後，ビジネス系の専門学校に進学したが，学校の人間関係にうまく馴染めなかった．友人ができず一人で過ごすことが多かったが，授業中は丁寧にノートをとり，繰り返し暗記をすることで何とか単位をとることができていた．しかし，実習が始まった頃より実習の班の中でやっていくことに困難を感じるようになった．班の他の学生はみんなで話し合いをしながら協力して実習に臨んでいたが，女性は集団内での会話になかなかついていくことができず，班の中でも孤立するようになった．実習中に行われていることがわからなくなることも多かったが，困ることがあっても誰かに相談することができず，失敗をして教官に怒られることが頻繁にあった．次第に班の中で他の学生に責められ，教官にも嫌われているという思いが強くなり，実習に参加することができなくなり不登校の状態となった．その後は自宅に引きこもりがちの生活となり，インターネットを長時間するようになった．ある日インターネットでダイエットについての記事を見つけ，実践してみたところ，55 kgあった体重が2か月で5 kgほど減少し50 kgとなった．それをきっかけに体重が減っていくことが楽しくなり，徹底的な食事のコントロールを行うようになった．毎日詳細な摂取カロリーと体重を記録することに没頭するようになり，その1年後には体重が33 kgまで減少．心配した母親に伴われて当院を初診することとなった．

38 体重が増えたら何の価値もない

生活歴

　女性本人，母親から生活歴を聴取した．小学生の頃より学校にはあまり馴染めず，興味も他の同級生とは合わず会話についていけないことが多く，学校ではウサギや鳥などの動物の世話をしたり，小説を読んだりして過ごすことが多かった．帰宅後も友人と遊ぶことはあまりなく，絵を描いて過ごすことが多かった．絵を描いていると時間を忘れるほど集中し，食事の時間を忘れて絵を描き続けることもよくあった．また，食べ物の好き嫌いが激しく母親によると味の濃いものは全く食べられず，いつも果物や魚など特定の同じものばかりを食べていたという．中学，高校でも周囲に馴染めず友人はほとんどできなかった．ときにリストカットなどの自傷行為を認め，不登校となる期間もあったが何とか高校を卒業．本人としてはあまり学校が楽しいと思ったことはなかったとのことだった．専門学校に入ってからは本人からみて苦手なタイプである「派手な人」「声が大きくてうるさい人」が同級生に多くいると感じて学校は苦痛な場所であった．

　体重減少について尋ねると，「インターネットに載っている女性みたいになりたくて体重を減らしていたら，みんながそのことに気づいてくれて嬉しかった」「だんだん体重を増やすのが怖くなった」「もっと減らさないといけないと思う」「体重が増えたら何の価値もない人間になってしまう」と話した．最近の食事内容を聞くと，果物と白身の魚が中心で，元々食事内容は偏っていたが，ここ1年間は食べる量が減っていることに加えて，以前にも増して苦手な食べ物が増えて同じ物ばかり食べるようになっているようであった．

どう考えたか

　女性および母親の話を聞いたところでは，摂食障害発症以前の幼少期より発達障害の特性があり，それによって学校への不適応が起こり，自己評価の低下を認め，ちょっとしたきっかけから食事，体重へのこだわりが増し摂食障害の状態に至っているように思われた．また体重が減少するとともに，以前にも増して物事へのこだわり，融通のきかなさ，感覚の敏感さが増してい

るようであり，もともとあった発達障害の特性が摂食障害の発症により強まっているように感じた．

その後の経過

　本人に対し，摂食障害の状態にあること，入院治療が望ましいことについて話をすると，当初は入院については拒否的であったが，後日低血糖の症状が出現するようになると入院治療を受けることに同意をした．入院後は食事，行動上の枠組み，目標などを丁寧に紙に書いて伝えることを心がけ，元来ある苦手な食べ物は出さないようにし，濃い味付けが苦手なため，塩分制限食にするなどの配慮をした．そのため入院日より食事をある程度摂取することができ，比較的順調に食事量，体重も増加していった．

　病棟内では同世代の患者が多かったが，他患者との交流はほとんどなかった．一方，作業療法には積極的に参加した．手先は非常に器用で木工などの細かい手作業を丁寧にこなした．これらの作業には随分熱中し，自宅でもその作業をしたいと道具一式を自ら揃えるほどであった．その後，順調に体重が増加したため退院となり外来治療へ移行した．退院後も自宅で木工に没頭する時間が多く，外来診察時も食事の話題よりも作業内容に関する話題のほうが多いほどであった．元来あった食事内容へのこだわりはあるものの，十分量の食事を摂取できるようになり，標準体重よりやや低体重ではあるが安定した．そのため復学をすることとなったが，復学後すぐに実習に対する不安，恐怖感，社交不安が出現し，自宅ではリストカットなどの自傷行為を認めるようになった．現在は，学校を辞め，当院の外来および外来作業療法に通っており，自宅では木工などの作業に熱中している．本人が自分の思いを整理することを手伝いながら本人の特性にあった今後の進路について話し合いを行っており，自傷行為や摂食障害に関連した症状もなく自宅で穏やかに生活を送っている．

考察

　発達障害の特性を有し，ちょっとしたきっかけから食事，体重へのこだわりが出現し神経性食欲不振症となった事例である．構造化した入院治療への反応は良好であった．明確な治療構造と作業療法など他に没頭する対象の存在で比較的急速に摂食障害に関しては回復した．しかし，発達障害特性に伴う主に対人交流の困難さは持続し，そのことから不安など他の症状が出現する状態へと移行した．

　ベースに発達障害がある場合，たとえ現在問題となっている症状が改善したとしても，その特性に基づく社会への不適応状態や自己評価の低下が存在する限り，症状や診断名を変えながら様々な問題を呈することになりやすい．現在問題となっている症状への対処のみでなく，本人の社会生活を困難にしている特性を理解し(診断をつけることを目的とするわけではなく)，長期的な視点で本人の特性にあった環境調整，自尊心が回復できるような関わりなどを継続的に行っていくことが根本的な回復のためには重要である．

39 ▶「発達障害ではないか」と妻に連れられ受診した30代男性

職場は私のような人でいっぱい

受診の経緯

　「仕事に行けない」「人に会う時に緊張する」という主訴で受診した30代の男性．妻が，小学校低学年の息子が発達障害と診断された際，夫（父親）にも義父（祖父）にも息子と同様の特徴があることに気付き，「夫も発達障害ではないでしょうか」と男性を連れて受診した．

　男性は幼い頃から人と接するのが苦手で，新しい環境に慣れるのにも時間がかかるタイプであった．10年前より情報関係の会社でシステム・エンジニアとして働いているが，当時より，電話対応でどもる，緊張する場面でうまく話せない，仕事を忘れてしまう（自分で工夫したノートで何とか対応していた）などで困っていた．一つのことに集中して仕事をすることは得意だったが，同時に2つのことができなかった．急な指示や予定の変更で混乱しやすかったが，何とか仕事を続けてきた．

　1年ほど前に，あるプロジェクトのリーダーとなり，10人ほどの同僚や部下に指示を出したり，顧客と打ち合わせしたりしなければならなくなった．また，プロジェクトの進み具合について上司からプレッシャーがかかるようになった．毎日，夜の11〜12時まで残って仕事をする日々が続いていたが，このところ朝仕事に行くのがしんどそうで，「会社をやめたい」と口にするようになったという．それだけでなく，家でも自室に閉じこもるようになり，それも妻が心配になって連れてきた理由であった．

どう考え，どうしたか

　男性は確かに抑うつ的ではあったが，診察では落ち着いて話をすることができた．聞くと，プロジェクトリーダーになり，スタッフ間の調整をし，指示を出すのに大変だったという．「年をとればこのような仕事がますます増える．もう続けられない」と思い，自分でも限界を感じ，今回のプロジェクトが終わったら，リーダーをはずしてもらうように既に上司に話し，認められているということであった．

　筆者が，「あなたには調整する仕事は向いていないと思う．調整するのは他の同僚にまかせて，専門的な知識と技術を活かして，一技術者として力を発揮するのがよいのではないでしょうか」と話したところ，男性が妻と顔を見合わせて，思いもかけず笑い出し，「私の職場は，私のような人でいっぱいなんです．みんな苦手です」と話した．「人付き合いの苦手さは，順番で言うとどのくらいですか」と尋ねると，笑いながら「会社の中では得意なほうです」と答えたのであった．予想外の言葉に筆者は驚いたが，「精神科に通院している人も何人かいます．だから上司は自分のような人間への対応に慣れていると思う」と付け加えた．

　それだけでなく，夫婦がお互いを見て笑った姿を見て，夫婦関係は決して悪くないと感じた．妻に「疲れると怒りっぽくなったりすることがあるかもしれないけれど，元々は優しい人でしょう？」と尋ねると，「とても優しい人です」と答えた．

　男性に「何とかやれそうですか？」と尋ねると，「リーダーをやめれば大丈夫だと思う」ということであったので，「発達障害の傾向があるかどうかを確かめることは，これから生きていくのに，特に役に立つようには思いません．自分の得意も苦手もわかっておられるので，得意を活かし苦手に負荷をかけないようにやっていきましょう」と助言した．男性も妻も納得し，「何かあったら，また相談にやってくる」ということで，1回のみで終結とした．

📝 考察

　この男性の場合，妻との関係がよく，自身の苦手の自覚もあったことと，近いうちにリーダーという役割をおりるということが決まっていたので，1回のみの助言に留めた．

　発達障害傾向をもつ人が働きやすい職場には，発達障害傾向をもつ人が集まりやすい．そのような場に，個々の力を引き出し，集団の力にまとめあげていくリーダーの存在は不可欠である．男性は，発達障害の程度は相対的に軽く，社会性やコミュニケーションを期待されてリーダーとなったが，それが男性には負荷となったのであった．

　ここで，一つ留意しておきたいことがある．

　社会性やコミュニケーションの障害というのは相対的なものである．自分よりも社会性やコミュニケーションの障害が重い人がいると，軽い人の障害は目立たなくなる．それどころか，障害の重い人を軽い人が補おうとする傾向にある．これは，英語などの語学にも共通している．国際学会や外国でのカンファレンスに出席したとき，相対的に英語力の高い人がコミュニケーションをとる役割を担うようになる．しかし，さらに英語力が高い人が現れると，元の人は口数が少なくなり，高い人にコミュニケーションを委ねることが増える．社会性やコミュニケーションの能力も同様に相対的なのである．

　さらに付け加えると，英語が苦手な非英語圏の外国人と，英語が苦手な筆者ら（日本人）が話す時，お互いに一生懸命にコミュニケーションをとろうとするので，思った以上に豊かなコミュニケーションが生まれることがある．コミュニケーションが障害された時に，伝えたいという切実な気持ちが生まれ，意味のある言葉が生まれてくることがある．これは，臨床でも同様で，切実な言葉のやりとりこそが治療的になる．

40 ▶ 5年間うつ病がよくならない20代女性

調子はいつも70%

受診の経緯

　23歳の頃から5年間うつ病として加療を受けるも改善しないとのことで，その女性は前医からの紹介状を持たずに当科を初診した．両親が同席したが，本人と父親，母親の発言の割合は4：5：1くらいで，父親が中心的に話した．本人は笑顔が多く，はきはきと話し，間で口をはさむ父親に文句を言うこともなかったが，父親に対して敬語を使う点に違和感を覚えた．

病歴

　大学卒業後に公務員となり，2年目に仕事量が増えこなせなくなった頃から不眠と抑うつ状態を認めるようになり，精神科通院を開始した．1年間休職して復職したものの，同じ仕事量ができないため退職．薬の副作用で乳汁分泌が出現したこともあり2年後に転医した．SSRI，三環系抗うつ薬，気分安定薬などを試したが，本人としてはどれも効いた気がせず服薬を中断した．不調は続いたが，主治医から「もう働けそうじゃない？」と言われたため働き始めたもののすぐに行けなくなった．その後さらに調子が悪くなり，イライラが強く，両親に不満をぶつけるようになった．しかし本人からは診察の際，「調子は70％くらい」「夕方に不安になることがあるが日中は大丈夫」「来月一人でドイツ旅行に行きたいと思っている」といった発言が出るなど，とても調子が悪いようには思えなかった．

生活史

　幼い頃から両親に厳しく育てられ，反抗期には両親に対し激しく怒ることが目立つようになったという．「国立大学に行くように」という父の言葉を守って国立大学に入学，卒業後は同じく父の言葉に従い公務員として就職した．中学や高校時代，大勢の中だと話すタイミングがわからない，友達が何を考えているのがわからなかったが，大学になってから何となくわかるようになったと，コミュニケーションの困難さを認めた．精神科にかかるようになってからは「親の言うとおりにした結果こうなった」と両親を激しく責めるようになった．

　大変な病歴を笑顔で話すこと，イライラが強いのにドイツ旅行に行きたいなど，話のそこここに違和感を覚えたが，両親もそれに対して異論を述べなかった．唯一，睡眠時間が明け方〜昼過ぎとのことであったため，睡眠リズムを改善する指導と軽い睡眠薬を処方した．

その後の経過

　その後の診察も本人が一人で診察室に入ってくることはなく，当たり前のように両親同伴で入室するため，両親同伴の診察形態を継続した．「夜中に寝られないと死にたくなる」「ひどい時には余計なことを考えてしまう」と不安定な内容が語られたが，診察場面ではいつも笑顔であり，調子をパーセントで聞くと「70%」と答えた．

　ある時，父親は来ず，母親だけが付き添って来たことがあったが，その時女性は「親に激怒する」「親のせいで病気になった」「家を出ていきたいのだが今は無理」といつにない怒りを表出した．また母親からも「（女性は）何もかも親のせいにする」「ひどい言い方で親を罵る」という情報が語られた．お互いに歩み寄る気持ちがないように見え，自宅でのストレスの多さが危惧された．入院による環境調整も提案したが，他者との生活のほうが余計にストレスが大きいと断られた．この日も調子は「70〜80%」であった．

　次の診察時，女性は来ず両親のみが来て「焦っているが動けない，そんな自分が情けない」「自分の体調変化に振り回されている」「うつの治療を始め

て5年以上，真面目に薬を飲んできたのに，もううんざりしている」と書かれた本人のメモを見せてくれた．両親によると，初診した頃は家では激しい怒りを示すことが多く，ノート3ページびっしりと両親への不満を書いて見せたり，寝ている母親の枕を蹴ることもあったという．

考えたこと

　これらの情報から考えると，女性の調子は決して「70%」ではなかった．診察場面ではいつも笑顔で，また「70%」の自己評価から，前医も本人の調子を見誤ったのではないかと思われた（確かに「もう働けるんじゃない？」と言ってしまうほど調子がよさそうな様子であった）．診察場面でニコニコすることは，大学以降に身に付けた女性なりのコミュニケーション技術であったのかもしれない．また「70%」は「診察時の調子」であり，こちらが聞きたい「最近1〜2週間の平均の調子」「前回診察から今日までの平均の調子」ではなかった可能性もある．両親は医師の前で取り繕える彼女の様子を好ましく思っていたのかもしれないし，家での悪い様子を伝えると，帰宅して彼女が怒ることを危惧していたのかもしれない．

　次の診察には女性本人が来てくれた．前回の情報から，調子が悪い時の気持ちや医療への期待と不満，将来の意向などを聞き取り，本人の自己評価に左右されないように診察を行うよう心掛けた．

考察

　発達障害の傾向をもつ人は，コミュニケーションの困難さを経験によって代償しようとする．本症例の女性の場合は，人前ではニコニコすることをスタイルとして確立したものと考えられた．また自己を客観視するメタ認知の弱い人など，自分の状態を客観的に数値化できない人もいるだろう．医療者が聞きたい自己評価が，今その時のものか，一定期間の平均なのか最大値なのかといった認識の違いがあったかもしれな

い．精神科医がよく使う「一番いい時と比べて○%」が役に立たず，かえって誤解を生むことも想定しておかなければならない．

　本症例ならば，「70%じゃない日はあるの？」「昨日イライラした時は何%？」「70%は1日のうちでも変化はするの？」などと細かく尋ねることで，本人がどんな認識で70%と言っているのかがわかる可能性がある．患者の言葉が何を意味しているのか，そしてこちらの言葉を患者はどう理解しているのかを常に考えるようにして，正確なコミュニケーションを心がけたい．

41 ▶統合失調症と診断されていた30代女性

転職したら幻覚妄想が消えた!?

受診の経緯

　女性は大学卒業後，地元の役場に就職し，事務処理関連の部署に配属された．真面目な性格で仕事も言われたことをきちんとこなし評価は良かった．28歳の時に部署異動があり，窓口業務の多い部署に異動となった．異動から3か月ほどした頃から不眠となり，また客や上司が馬鹿にする声が聞こえるようになり出勤できず30歳で精神科を受診した．

初診

　あまり表情を変えず淡々としていた．自分の考えはきちんと言語化でき疎通は良好であった．「職場に行くと上司が怒る声が聞こえる」「家では聞こえないが朝出勤する時になると上司の声が聞こえてきて出勤できない」「お客さんが自分を笑う声も同じように聞こえる」と幻聴を訴えた．「職場の人が自分だけ仕事ができないように仕組んでいる」と被害妄想も訴えたが，いずれの幻覚妄想も職場限定的であった．

治療経過

　初診担当医は「統合失調症」と診断．リスペリドン2 mg/日を処方し，しばらく休養するよう診断書を作成した．休養して速やかに幻覚妄想は出現しなくなり安定した日々を送ることができるようになったため，休養1か月ほどで復職となった．異動による業務増加が発症の一因と考えられたので，復職時の診断書には業務負担軽減の必要性が書き加えられた．それにより，同じ部署ではあるが窓口業務は外れることになった．そのおかげもあって復帰後

も安定した体調が維持できていた．通院，内服も定期的にしており幻覚妄想も認めていなかった．

　35歳の時に異動があり勤務先の変更があった．異動先は小さな出先機関であったため人数の都合上，事務業務だけでなく窓口業務なども兼務しなければならなかった．徐々に接客という対人業務にストレスを感じ同様の幻覚妄想が悪化．薬剤の増量や変更も効果なく，休養としたところやはり速やかに症状は改善した．しかし，職場復帰すると同様の業務ストレスにより再燃するため，職場とも話し合い長期休養により病状をしっかり安定させてから復帰する方針となった．

　休養中の生活リズムは非常に規則正しく，起きる時間，食事の時間，散歩のコースや時間など基本的に毎日同じであった．診察も淡々としており幻覚妄想も休養することで速やかに改善しているため短時間で診察は終了していた．ある診察日に予約時間が自分よりも後の患者さんが都合上先に呼ばれることがあった．すると受付に「順番が守られないのはおかしい」と立腹して詰め寄った．普段はおとなしい人なので病状が不安定なのかと心配したが，話を聞いてみると単純にルールが守られていないことが許せないとのことであった．このことを機に，非常に規則正しい生活リズムや字義通りの解釈の仕方，対人関係ストレス（おそらくコミュニケーションの不得手），職場限定的な幻覚妄想などから，発達障害の可能性があるのではないかと考えた．

生活歴および職場での様子

　女性は一人っ子で，両親は幼い頃に離婚し母親とは長期間会っておらず，父と2人暮らしであったが，現在，父は脳梗塞後遺症のために寝たきりで施設入所しており女性の幼少期の話を聞くことはできなかった．改めて本人から生活歴を聞いてみると，元々おとなしく，友人も少なく中学校の頃から同年代の輪の中に入りにくく孤立しがちであったようだ．コミュニケーションが苦手でなるべく人との接触を避けることでストレスを回避するようになっていたが，それはそれでストレスなく生活できるためさほど淋しいと感じることは少なかったという．

ある診察日，上司が病状確認のために同席することがあった．上司に職場での様子を聞くと，黙々と事務作業をさせると問題ないが同時に仕事を頼むとミスが増え，また窓口対応ではサービス精神が足りないと接客態度を指摘されることが多かったと答えてくれた．さらには，上司がミスや対応について注意すると納得できない場合は真っ向から反論することもあり，職場でも対応に困っていたとのことであった．

　主治医は上司に，コミュニケーションの必要性が少ない部署への異動，並列的業務の軽減などの職場配慮を相談したが，現実的には難しい状況であった．

転職

　女性は職場からしばらく離れていたこともあり病状は安定していたが，休養期限が迫ってきた頃に突然「辞める」と言い出した．戻ってもまた病状が再燃するかもしれないので不安であるとのことであったが，現在の年齢から考えると転職先はなかなか見つかりにくいこと，現在の職場で配慮してもらいながら継続するほうがよいように思えることなどを伝えるも頑なで，結局一方的に退職してしまった．退職後は就職活動をするもなかなか再就職先は見つからず，しばらくすると焦りも出始めていた．

　ある時，求人広告に事務職の募集があり応募したところ採用が決まった．しかし，事務職とはいえ小さい職場のため電話対応，窓口対応，事務系などの仕事をしなければならず，特に女性にとって苦手な窓口業務がメインであったため病状の再燃が懸念された．ところが，仕事を始めても特に問題なく，むしろ生き生きと仕事ができるとのことであった．詳しく職種を聞いたところ，聴覚障害者の事業会社で，基本的なコミュニケーションが「手話」であった．学生の頃から手話サークルに所属しボランティアなどで活動したこともあったそうで，女性にとって手話でのやりとりはストレートで非常にわかりやすくストレスにならないとのことであった．元々の事務能力もあり，コミュニケーションのストレスも軽減された女性は評価高く仕事を継続している．さらに，好調であるという理由で薬剤は自己中断しているが，幻覚妄想の再燃は認めていない．

📋 考察

　本症例の女性はコミュニケーションが苦手で，急な状況の変化などに困惑しやすいなど，おそらく発達障害としての特性をもち合わせていたと考えられる．幻覚妄想は状況反応的に発生していたと思われ，その際の受診では統合失調症と診断されるかもしれない．言語的コミュニケーションはストレスとなり，反応的に幻覚妄想が発症していたと考えられるが，コミュニケーション・ツールが言葉から手話に変わることで病状が落ち着いた経過であった．コミュニケーションでのつまずきを経験する発達障害特性をもち合わせた事例は非常に多い．その際，何らかのコミュニケーションツールが介在することで，コミュニケーションの問題が改善する例がある．本症例では手話であったが，パソコン（ワープロ）が有効な症例〔☞ **症例36**(p182)〕もある．よりよいコミュニケーションツールを考えることの重要性を教えてくれた症例であった．

42 ▶診察のたびにトラブル話を披露する50代男性

クレーマー＝貴重なお客様？

受診の経緯

　数年前に東京から引っ越してきた50代の男性は，胃癌の手術のために当院の外科に入院となり，入院経過中に情動が不安定になっているということで紹介されてきた．

生育歴・生活歴

　男性は2人兄弟の次男として九州で生まれたが，5歳の頃に両親が離婚．その後は兄と2人，母方の祖父母に育てられた．高校を卒業後は単身生活を始め，20代後半までアルバイトなどを転々としながら生活をしていた．一度結婚をするが2年で離婚．その後は東京に引っ越し，再びアルバイトを転々としながら約10年間暮らしていた．30代の時に精神科で「躁うつ病」と診断されたが，通院は続かなかった．数年前に母親が再婚したのを契機に，母親の元にやって来て，母親の再婚相手と3人での生活をはじめたが，胃癌がわかり治療のために当院の外科に入院となったのだった．

初診時の印象

　見た目の印象は，男性的ではなく，おとなしくて気弱そうな感じであった．一見気安く話ができそうな人に見えたが，実際に話を聞くと「田舎では東京と違って，根掘り葉掘り聞かれ，干渉されるのでしんどい．イライラする」と述べ，看護師に雑談をふられることや，同室患者からいろいろと聞かれることにいらだっている様子だった．

　その後は特に継続的な治療は必要とされなかったが，時々不安や不眠の訴

えで年に1度くらい受診してくることがあった．

入院

　初診から7年後，不眠や不安が3週間くらい続いた後，発汗や動悸も激しくなり，また「包丁で自分の手首を傷つけたくなる」という衝動が強くなり，自ら救急車を呼び精神科病院へ入院．入院時は「近所の人に見られる」といった注察感や被害関係妄想など統合失調症様の症状，多弁多動で興奮が激しく，観念奔逸といった躁症状と，不安焦燥，自責感などの抑うつ症状が同時に混在している状態だった．統合失調感情障害の混合状態として加療され，一時は興奮が強く保護室まで必要となったが，次第に症状は落ち着き，約2か月後に退院．胃癌で通院中の当院での治療を希望し再び受診となった．

クレーマー

　男性は月に1度診察にくるのだが，診察時には毎回，この1か月間に起こった(起こした？)トラブルについて，ひとしきり話して帰るという状況が続いた．具体的には「あるお店に入ったら店員が『いらっしゃいませ』も言わないから注意したら，責任者が出てきて『社員が傷ついているからもう店に来ないでくれ』と上から目線で言われた」とか，「○○先生は態度が偉そうだから別の病院に替わりたいと言ったら，先生の態度が急に丁寧になった」とか，「院内のソーシャルワーカーの人ともめた」といった内容で，確かに男性は院内でもあちこちでトラブルを起こしているようだった．そして毎回最後は決まって「そういうのって，おかしいって言ってはいけないんですか？すぐにクレーマーみたいに言われる．僕としては正しいことは正しいと言いたいし，白黒はっきりさせたいだけなのに…」とつぶやくのだった．

近所のクソババァ

　男性は大きなトラブルにこそならないものの，近所の人たちのことについても，「袋を持って歩いているだけで，近所のクソババァたちが『何を買ったの？』とか聞いてくる．どうして他人にプライベートのことまで話さないと

いけないんですか？ 田舎の人は干渉し過ぎでイライラする」とか,「近くの喫茶店でご飯がおいしいからよく行っていた店でも,段々プライベートのことを聞いてきたりするから行けなくなった」と文句を言うことが多かった．どうやら男性は顔なじみになった人たちとの情緒的な交流も苦手なようで,「田舎は住みづらい」ようだった．

どう考えたか

「店員と客，医療従事者と患者の関係はこうあるべきだ」という自身の理想から少しでも外れると「間違っている」となり，「間違っているから正しいことを言う」という男性のまっすぐさ（融通のきかなさ）や，顔なじみになった人との情緒的な交流の困難さなどから考えて，広い意味での発達障害という視点から男性を理解するようにしてみた．男性も自分自身の特徴はよく理解しており，働く場所なども経営者が日本人ではない店を選んで働いているようだったが，そこでもやはり，アルバイトの学生とトラブルを起こすといったことはしばしばあったようだ．

その後の経過

そこで,「あなたが思っているようなことを相手は思っていないと思いますよ」とか,「あなたはそのように受け取ったかもしれないが，こういうことだったのだと思いますよ」などと助言をしてみた．しかし，こうしたアドバイスで男性の解釈を少しでも変えようと試みても，男性の中では「間違ったことはしていない」という思いが強く，効果はなかった．その後もこれまでと同様，男性に起きたトラブルを傾聴する診察が続いていた．

ある日，男性はいつもと同じように，デパートの受付で文句を言ったらクレーマー扱いをされたことを教えてくれた．その際，筆者は「相手に直接文句を言うのではなく，お客様の声として，投書箱に伝えたいことを書いてみてはどうですか？ きちんとした形で伝えれば，その声はクレームではなく貴重な意見として扱われるかもしれませんよ」と言ってみたところ，このアドバイスは思いのほかすっと男性の中に入っていったようで，それ以降の診

察では,「どこかの店で…」というトラブルの話の数が明らかに減っていた．どうやら男性には状況を言葉で説明するよりも，男性がとるべき行動を具体的に教えてあげることのほうが効果的なようだった．そこで近所の人たちから話しかけられることに対しても,「知った顔の人がいたら少し早足で急いでいるようにしながら，軽く会釈をして通り過ぎてみては？」と提案してみたところ，こちらも少し効果があったようで，その後は近所の人から話しかけられることへの不満の話は減ったように感じる.

男性のトラブルはなくなったわけではないが，診察場面で聞くトラブルの回数は減っている．以前は「この地を出たい」とよく言っていたが，最近は「すぐには出られないかもしれないけど，いつか出たい」と言うようになった．こうした発言の変化の背景には，男性の中で今の生活に困難を感じることが少なくなってきたという側面があるのではないかと思われる．

📋 考察

発達障害特性をもつ人の場合，状況を解説することで状況理解が進み，良い支援となる人がいる一方，本症例の男性のように状況理解や考え方への介入には拒否反応を示す人もいる．正義感が強く頑なさが目立つ場合，状況理解や解釈の訂正をしようとしたりしても,「自分は間違っていない」となかなか受け入れてもらえない．そういう時には，受け取り方や考え方への介入は行わず，本人の遭遇する場面を想像してちょっとした行動の修正を具体的に提案したり，少ししぐさを加えるだけの助言により，その場にふさわしい行動に変えることができることもある．

患者が自分の考えや主義に絶対の確信を持っているような場合は，それを正面から修正することは困難なだけでなく，強い反発を招きやすい．「認知がずれているのだから，まず認知を修正すべき」のような硬直した考えではなく，考えが硬い人にはごくわずかの行動の変化から，行動が硬い人には逆に状況を理解するちょっとしたヒントなど，本人が受け入れやすい分野を見極めた工夫を考えたい．

43 ▶夫婦間でのコミュニケーションに悩む40代夫婦

内弁慶

受診の経緯

40代夫婦．夫は会社勤め．真面目で几帳面な性格で，口数は少なく社交的ではないが，いつもニコニコしている．30代の頃は真面目な仕事ぶりが評価されていたが，40代になって昇進し，責任も役割も増えた頃から抑うつ的となったため，精神科クリニックを受診．うつ病と診断され，抗うつ薬を服用したが，なかなか抑うつ状態は改善せず受診となった．さらに妻は，最近，夫が怒りっぽくなり，うまくコミュニケーションをとれないと感じており，どうしたら夫婦関係がよくなるか，というのも相談の一つであった．

初診時の夫と妻の話

初診時，最初は夫婦一緒に，それから夫，妻のそれぞれから話を聞き，最後にもう一度夫婦一緒に話を聞いた．両者の話を要約すると以下のようになる．

〈妻の話の要約〉

うちの人（夫）は，家に帰ってきたら，お酒を飲んでご飯を食べて，すぐに自分の部屋に行ってしまう．先日息子が発達障害と診断され，そのことで相談しなければならないことがたくさんあるのに，相談したいと思っても話も聞かず，「もう，ええ！」と怒ったように言って，自分の部屋に行ってしまう①．子どもや家庭のことに全然関心がない．息子は昔から集団が苦手でマイペースだった．このところ学校に行きたがらず休みがちで，担任に勧められて精神科クリニックを受診したら，発達障害と診断された．特別支援学級のほう

がよいと勧められたが，息子にはそれが本当に合っているのだろうか．相談しようと，夫に話しかけるのだけれど，いつもうるさがり，嫌そうな顔をするので話せない．昔から，わがままで，自分勝手で，短気で切れやすい②．でも外ではニコニコしているので,「優しくて良い旦那さんね」と言われる③．外と家の顔が違う．二重人格ではないかと思う．だから誰も私の悩みをわかってくれない．

　夫は純粋な人で嘘は言わないし，結婚記念日にはプレゼントを買って来てくれたりするので，本当は優しい人なんだな，と思う時もある④．だけど，やっぱり，親として無責任だし，息子の話をしたら嫌そうにするのも腹が立つ．

〈夫の話の要約〉

　数年前に役職について，部下の世話をしなければならなくなり，それだけでなく上司の風当たりもきつくなり，「何年仕事をしているんだ．こんなこともわからないのか」などとしかられ，自信を失い，「うつ」になった．その頃は，ほとんど仕事が手につかなくなったが，上司がかわり，相談にものってくれるようになって「うつ」はかなりよくなってきた．

　しかし，今でも1日仕事をすると，帰ったらぐったりと疲れが出てしまう．もともと同僚との付き合いは苦手で，だから朝早く起きて，みんなが出社する2時間前には職場について，一人で仕事をやっている．その時が一番集中できて仕事がはかどる．みんながやってくると話し声や物音が気になって仕事に集中できなくなる．みんなに嫌われたらいけないと，いつもニコニコするようにしているが，自分のほうに話を向けられると，何を話したらいいのかわからなくなる③．時には何を話しているのか，よくわからないこともある．家に帰って，晩酌にビールと日本酒を飲むのが楽しみなのに，妻は「息子の大事な話だから聞いてくれ」と横から話しかけて，聞かないと怒りだす．だけど，自分にはもう気持ちの余裕がなくて，話を少し聞き始めたらイライラしてきて腹が立ってくる①．それで，一人になりたくてすぐに自分の部屋に行ってしまう．昔から一人で好きなことをしていると頭が落ち着いてくる．だから，休みの日も外に出て自分の好きなところに行って好きなことをしている②．家族とは短時間なら楽しいが，長時間になるとそれぞれの好

きなことややりたいことが違うので疲れてイライラしてくる.

息子のことは心配で, どうしたらよいかと考えている①. 息子は小学生だけど, 自分に似たところがあって, 人と交わるのが苦手で学校を休みがち. この間クリニックで発達障害と診断され, 特別支援学級を勧められた. 自分としては, 仲のよい友達もいるので今のクラスのままがよいのではないかと思うけれど, 妻はイジメられたりするのではないかと心配らしい. 妻は, いつも私の健康を心配してくれていて, 栄養のバランスの良い食事を考えてくれる. 余裕のある時は優しく気遣いをしてくれて, ありがたいなと思う④. だけど, 些細なことで心配になり何でもすぐに相談してくる. でも, 自分はじっくりと考えるほうなので, すぐには答えられない. 黙って考えていると妻は「話を聞いていない」と言うので, いつも責められているように感じる.

どう考えたか

以上のような話を聞いて, 2人の気持ちや考えにすれ違いや誤解があることがわかった.

①自室にこもってしまうことについて:妻は, 夫は息子の問題を回避しようとしていると不満をいだいていた. 夫は, 息子のことを心配してはいたが, 仕事でエネルギーを使い果たしており, これ以上話を聞く余裕はなく一人になりたかった.

②夫の性格について:妻は, 夫のことを自分勝手, わがままな性格と考えていたが, 夫が一人で好きなことをするのは, 頭を落ち着けるためであった.

③夫のニコニコについて:妻は, 夫のことを外ではニコニコして家では怒りっぽいという, いわゆる「内弁慶」と考えていたが, 夫は, 外では必死にニコニコして, 周囲から孤立しないように気遣っていた.

このような誤解が積み重なると, 相互の不信は強まり, ささいなことで喧嘩や言い争いが始めるようになる. しばしば不信と喧嘩の悪循環が形成される. しかし, このように夫婦2人で相談にやって来る場合は, どこかで「相手と仲良くやっていきたい」という気持ちをもっていることが多い. 2人の場合も, 相手の長所について④, 妻は夫を「優しい人」と言い, 夫は妻を「優

しく気遣いをしてくれる」と言っていた．2人の間を調整するには，このような肯定的な言葉がとても大切となる．

どうしたか

　夫婦を前にして筆者は，妻に対し，「夫は仕事で疲れ果て，家に帰って話を聞くゆとりが残っていない．そのため，一人で過ごして疲れを取りたくなる．しかしそれは息子のことがどうでもよいわけでも，妻や息子が嫌いというわけではない」ことを説明した．そして，「夫に一人でいる時間を充分に保証してあげることが，妻と息子のことを考えるゆとりをもつためには必要と思う」と助言した．また夫に対しては，「妻が責めているように感じるかもしれないが，本当は父親である夫の意見を聞きたいのだと思う．自分なりに考えたことは，手紙に書く，携帯のメールで送るなど，伝える形を工夫して伝えてみたらどうか」とアドバイスした．

　筆者としては，お互いの気持ちを翻訳し，少しでも2人の関係が良くなるようにと願いながら話をしたつもりである．

考察

　発達障害の傾向をもつ人ともたない人が，夫婦または家族として一緒に暮らしていく場合には，些細なことで誤解が生じやすい．問題を抱えていない時は何とかやれることが多いが，家族が何か問題を抱えた時に，その対処をめぐって意見が食い違い，次第に誤解が強まり，相互不信や喧嘩になることも少なくない〔☞**症例7**(p61)，**症例13**(p87)〕．しかし，本症例の二人のように，相手を肯定的に捉える部分が残っている場合は，そこを拠りどころに二人のコミュニケーションを修復できる場合がある．その際は，治療者がそれぞれの気持ちを簡潔に要約し伝えることが役立つことが多い．

　このような症例を通して，治療者の，通訳，翻訳，解説的な役割が，以前よりも増して日常臨床で求められるようになっていると感じる．

西丸四方の症例による考察

サヴァン症候群?

　西丸四方は長期にわたり精神科病院に入院していた統合失調症患者の行動を粘り強く観察し，奇異で意図不明な行動の中に意味やルールを見出すという「行動分析療法」を試みている[1]．統合失調症への精神療法的アプローチとしても，わが国の先駆的なすばらしい報告であると思う．その中の一例に，西丸が「分裂性痴呆」であり，同時にサヴァン症候群（知的障害などの精神障害がありながらも，ある分野に卓越した能力を示すもの）と考えられると記載している例がある．この例が発達障害の可能性があることは，既に指摘されていることではあるが，重要なことなので改めて記しておきたい．この例は，あくまでも一つの可能性ではあるが，老年期に至った発達障害の患者への粘り強い観察と治療的関与，そしてその中での患者の変化と読むこともできるように思う．少し長くなるがその症例を引用させていただきたい．

【西丸四方の症例】

　70歳の老婆．もう10年も精神科病院に収容されている．入院前は30年間乞食で，駅の待合室にたむろし，一つの駅を追い出されると他の駅に移り，蓬髪不潔，食べ物をもらうお得意先ができているくらい長年の乞食浮浪生活を送っていた．駅の待合室にいても，人が傍らに行くと，怒鳴り散らして寄せつけない．（保護されて精神科病院に送られてくると）拒絶的①で，人が傍らに行くと，怒鳴って追い払い，体の診察もさせず，言葉はぶっきらぼうで，人と談話することはなく，他の患者と親しむこともなく②，いつも室の隅に座って黙然としており，誰かがすぐ傍らに寄ると悪態をつく．水いたずらに好み，1日2時間くらい，水道の水を出して手でいじり，冬など手が

凍えても，体が冷え込んでも水をいじっている③．洗面所や廊下の隅，階段の途中などで尿を立ったまま排泄してしまい，着物が濡れると洗面所で水をかけていっそうずぶ濡れにしてしまう．トイレットペーパーや包み紙をたくさん集め，懐も袂も集めた紙でいっぱいであり，いくら取り上げてもまた集めてしまう．これは妙な募集癖④とされていた．

　この拒絶的な，無為な，接触のとれない患者には，手のつけようがない．仕方がないので1日2～3時間，1日おきにこの患者の行動を観察して何かの手がかりをつかむことにした．いろいろな観察からこの老婆には不潔恐怖があるらしい⑤と考えられたので，便所に彼女専用のサンダルを名前入りで作り，他の患者はそれを用いないようにしてみた．小さな室の隅に便器をおいて，彼女専用にし，看護者がそれを片づけるようにした．このほうがたれながしより始末しやすい．また懐に紙をいくら溜め込んでも文句をいったり取り上げたりしないようにした．これで彼女の「たれながし」は見事に治ったが，ここまで観察指導するのに半年かかった．

　次に彼女との談話的接触と，近づいても怒らぬような身体的接近を可能にする試みに移った．まず他の患者からの情報で，患者が甘いもの，ことに飴が好きであることが分かったので，彼女とつきあうときには必ず飴玉をいくつか与えることにして，そのうちに距離をおけば話しに応ずるようになった．古い長い歌をよく知っており，歌えといっても歌わないがメロディーを一節歌ってやると，それに乗って歌い出し，途中で止めようとしても，最後まで歌わねば止まらない⑥．

　小学校は3年までしか行かず，成績はビリであったというが，それにしてはよく知っているのは人に聞いて覚えたのであるという．金の計算もよくできる⑦．他の患者に対してはまったく無関心のようにみえて，数十人の日頃顔を合わせる患者について，その姓，年齢のみならず，入院年月日，退院年月日，その患者にいつ面会があったかよく覚えており，新入院患者の姓名もどこから聞き込むかまったく分からないのに，よく知っていた⑧．サヴァン症候群のようなものであろうか．私と話をするようになってから，看護者や看護婦さんというような代名詞的な呼びかけをせず，必ず姓名をつけて呼ぶ

⑨．私が吉田さんのことを話すと，必ず「吉田浪子さんだね」と聞きただす．非常に几帳面な，型にはまった，ぎこちない，外国人の話のようなところがある⑩．ともかく1年半かかって，看護者に嫌われた「分裂性痴呆」の患者を一応再教育して，ある程度行動を改善することができた．

　この症例の番号をふったところを，再度列記してみよう．
① 人をよせつけない
② 人と親しまない
③ 水を好み，いじっている
④ トイレットペーパーや包み紙などの募集癖
⑤ 不潔恐怖
⑥ 古い歌などの正確な記憶と再生
⑦ 計算能力
⑧ 年月日などの正確な記憶と再生
⑨ 代名詞的な呼びかけをせず，必ず姓名をつけて呼ぶ
⑩ 非常に几帳面な，型にはまった，ぎこちない，外国人のような話し方

【まとめ】
　発達障害の研究が進み，その知識が普及した現代において，この症例に発達障害的な可能性を感じとることは難しくはないであろう．しかし，特筆すべきことは，西丸自身が「サヴァン症候群」とまさに的確に捉えていたことと，この拒否的，拒絶的な患者に，少しずつ接触し，やがては言葉でのコミュニケーションが可能なまでに至ったことである．これはまさに，発達障害への精神療法的アプローチと呼んでもよいのではないかと思う．すでに統合失調症などと診断され長く治療を受けている患者の中に，発達障害を基底に持つ場合があるのではないかと思う．また，そのような目で見直すことが，治療への新たな視点をもつことを可能にするように思う．
　これは発達障害をもつ成人に対する，わが国初めての極めて優れた精神療法的アプローチの報告例と考えられる．一見不可解な症状の中に，西丸

は意味やルールを見出したのである．彼の生きた時代で，それがどんな先駆的なことであったことか．わが国の臨床が遅れているわけではない．西丸は世界の先頭を走っていたのではないかとさえ思える．

　精神科病院に入院を繰り返している患者，また長期に入院している患者の中に，発達障害傾向を見出すことは稀ではない．彼らは，ときには病棟という大人数の共同生活に馴染めず，多くの不安を感じながら生きている．発達障害傾向をもたない統合失調症の患者以上に病棟に馴染むことができず，苦しんでいる姿を目にすることも多い．少なくとも，彼らの発達障害傾向に基づく苦痛をいくらかでも軽減する必要がある．

■引用文献
1) 西丸四方：分裂性痴呆．精神医学 15：326-331, 1973

44 ▶退院前に混乱し始めた悪性腫瘍の 30 代男性

笑顔でひと言
「体がだるくてしんどいです」

受診の経緯

　右腋窩部にできた腫瘤の精査の結果「悪性リンパ腫」と診断された 30 代男性．進行度はステージⅢで，放射線治療と化学療法を行うことになり入院となったが，元々不眠があること，また入院後から治療や副作用に対する不安が強いとのことで，精神科紹介となった．

生育歴，現病歴

　妹との 2 人兄弟として出生し，これまで大きな病気をしたことはなかった．学生時代は親の転勤で転校を繰り返したが，新しい土地に行くことはむしろ楽しいと感じていたという．元々口下手で，高校生頃から人とコミュニケーションをとることが苦手に感じるようになったが，友人もおり，学校生活や社会生活に支障をきたすようなことはなかった．その頃，両親が小さな工場を営むようになり，県外の大学を卒業した後は実家に戻り家業を手伝うようになった．経営者である父親は，口数は少ないが温厚な性格で従業員からも慕われており，母親は社交的な性格で，従業員のまとめ役でもあった．

　3 年前，母親が病気で倒れて自宅療養となった．そのため，これまで母親の担っていた仕事を男性が行うようになり，従業員との間の直接的なやり取りが増え，それが男性にとってストレスとなっていった．男性の仕事量が増えるにつれて不眠や抑うつを認めるようになり，そのような時期に悪性腫瘍が見つかったのである．

初診時の様子

とても丁寧で腰が低く，深々と頭を下げて挨拶をする．終始にこにこと笑顔を絶やさず，ゆっくりと言葉を選びながら話しているようであった．体調を尋ねると，にこやかな表情のまま「体がだるくてしんどいです．夜も十分眠れません」と話すなど，話の内容と表情とが一致しない感じがあった．

経過

病室では主に読書をして静かに過ごし，いつも穏やかで，病棟スタッフを困らせたり，不満をぶつけたりするようなこともなかった．痛みや倦怠感が強い時にも「こういうときはやっぱり笑顔もできなくなるし，口調もきつくなると思うんです．でもスタッフの方が来られた時には必ず『寝たままでもいいですか』と一言言うようにしています」と話し，できるだけ周囲の人が不快を感じないようにいつも配慮をしていた．

面接では，体調が落ち着いてくると仕事の話題が増え，中でも職場の人間関係のことが面接の大半を占めるようになった．悪性腫瘍が見つかったことから，予後や病状に対する不安の訴えがあると予想していたので，そのことがほとんど話題に出なかったことが不思議に感じられた．

男性は仕事にやりがいを感じて取り組んでおり，入院前日まで10年余りほとんど休むことなく真面目に働いてきたという．男性の入院を機に，これまで家業に関わっていなかった妹が手伝い始めたが，そのことについても「迷惑をかけている」と自分を責めていた．また，「従業員に言葉で伝えることが苦手で，どういう心構えでいればいいのか，どう言えばわかってもらえるかと悩んでいます」と，仕事上の人間関係で悩んでいることを度々話した．男性は経営側の立場から従業員の勤務態度や仕事への姿勢などについて注意をするが，改善がなかったり，逆に反発されたりすると言う．両親からは，注意をする時にきつい口調や怒った表情になっていると指摘され，「いつも笑顔で，おだやかに言うように」と助言を受け，それを忠実に守っているが，うまくいかないとのことであった．「相手が良い行いをしたときは褒めるようにしているんですけど…．まだ怖い顔になっているのだと思います…」

と笑顔で話すが，人間関係をよくするために一生懸命やっていることが周囲になかなか伝わらないことにずっと長く苦しんできたことがうかがえた．ベッドサイドにはコミュニケーションに関する本が何冊か置いてあり，入院中もそのことが頭から離れないようであった．

エピソード

　あるとき病棟へ行くと，看護師たちが困惑していた．詳しく聞いてみると，看護師が事前に男性に検査の予定があることを伝えていたが，男性の家族から「本人はそんなことは聞いていないと言っている」「予定はできるだけ事前に伝えてほしい」と訴えがあったとのことで，両者の間で意見に食い違いが生じているというものだった．また，毎日行っていた処置の必要がなくなったのでその旨を何度伝えても，その処置を繰り返し希望するなど，一度決められたことをなかなか変えられないということがあった．ほかにも，点滴の位置へのこだわりや，薬に関しては「何に作用するかを知った上で納得して飲みたい」と度々看護師に説明を求める様子も認められるようになった．

　2か月近く経った頃，退院が決まり，面接でもとても嬉しそうな表情が見られた．体調も気分も安定しており，このまま無事退院を迎えられると思われた．しかし，退院の数日前，男性の胸部に貼付していた医療用麻薬が紛失するということが起こった．看護師が男性に確認すると「剝がした覚えはないです」と動揺した様子で話したが，翌日も再度薬が紛失することが起こった．この薬は，1か月以上前から使用しており，これまでの使い方に問題はなかったため，主治医や看護師から見ると，なぜこんなことになるのか理解しがたかった．そればかりでなく，「退院後に緊急で調子を崩したときはどうしたらよいですか？」「薬はどうやって貼ればよいですか？」などと度々ナースステーションを訪れるようになった．その都度丁寧に説明するのだが，翌日も同じ内容を尋ねてくるなどし，通常の退院前の不安による反応にしては不可解なことが多いため，病棟スタッフから再度当科に相談があった．訪室すると，いつもと変わらない様子で迎えてくれたが，退院後の外来受診はどうしたらよいか，仕事はどうすればよいかなど，いつになく次々と

質問があった．退院後の療養の仕方についての質問が大半だったが，普通なら尋ねないような細かな点についての問いも多く，退院を前にして不安が強まり，混乱しているようだった．

どう考え，どうしたか

　急な変更が苦手なこと，常ににこやかだがそれ以外の表情変化が少ないこと，過度に丁寧なところや対人関係での不器用さなどから，発達障害の特徴を有していると考えた．発達障害の特徴をもっている人の中には，聴覚情報の処理が特に苦手な人があり，こちらが伝えたことを一見理解しているように見えても，後で聞いてみると正確に伝わっていなかったということがよくある．丁寧に説明して納得したようでもしばらくすると再度同じ質問が繰り返されたり，医療スタッフと男性との間で認識のずれが生じやすかったりしたことは，男性が，複数のことを一度に口頭で説明されると処理しきれなくなっていた可能性も考えられた．実際に内科主治医に聞いてみると，入院前の外来でも何度か話したはずのことを繰り返し確認し，細かい点まで執拗に尋ねてくるので，どうして覚えていないのだろうと閉口したという印象をもったということだった．

　そこで，主治医や看護師には，男性に伝える際には，紙に書きながら説明をし，できればその紙を本人に渡してもらうように対応をお願いした．また，曖昧な表現では伝わりにくい可能性を考え，仕事の時間も「少しずつやりましょう」ではなく，「〇時間から始めましょう」とできるだけ具体的に伝えるように心がけた．退院後の外来受診の流れについても受診の科や検査などが多いため，どの順番で受診するかを矢印で表し，帰宅後の眠剤も自分で調整しやすいように，"眠れるようなら〇〇を 2→1 錠に"といったように具体的に示したものを渡した．薬剤師からは一般的な薬剤情報提供書に加えて，さらに飲み方や何の薬かを分かりやすくまとめたものが渡された．これらの対応によって，男性もやっと安心できたようで，その後は落ち着きを取り戻し，無事退院を迎えられた．退院後初めての外来では各科をスムーズに受けられたようで，復職についても，指示された時間をきちんと守り，無理

なく行うことができた.

どう考えたか

　男性は，放射線や抗がん剤などの，毎日決まった治療をしているときには，強い副作用が出ていても精神的には安定していた．医師や看護師の言われるままに，受け身で治療に耐えることが男性の役割だった．治療を終え，副作用も落ち着き，退院が決まった頃から不安定となったのは，退院後は自分が主体的に生活していく必要があるのに，退院後の生活や療養がイメージできず，混乱したのが原因だろうと考えられる．

　男性は周囲とうまくコミュニケーションをとろうと，とても周囲に気を遣い，不快な思いをさせないようにいつも気をつけていた．しかし，相手の話す内容や心情をどのように理解するかということよりも，表情や話し方など，形式的な部分に注目しやすく，努力しているポイントが人と異なっていた．これらは他者の意図や表情などの読み取りが苦手であるためと考えられた．

　真面目で責任感が強く，職場では信頼されていたが，一方では雑談を交えた会話や，遊びを含んだやり取りは苦手だった．従業員に注意する際にも，誤解が生じないように問題点を正確に伝えることを心がけていたが，きちんと伝えようとすればするほど，かえって相手には厳しい言い方と受け取られてしまっていたのかもしれない．

　これらの発達障害的な特性をもちながらも，自営の工場で両親のフォローがあったおかげで，特に困った事態にならずに生きてこられたと考えられる．

考察

　本症例は悪性腫瘍による入院治療が心理的負荷となり，発達障害特性が顕在化した事例である．だが重要なことは，本人は何が苦手で，何に

混乱したのかを正しく理解することである．同じように発達障害特性を持っている人に悪性腫瘍が見つかったとしても，何に混乱するかは人によって異なる．悪性腫瘍が見つかったということで人生設計の予定が狂ってしまったことに混乱する人もいれば，入院生活という集団生活に耐えられず混乱する人もいる．入院により，毎日看護師に体調などを細かく尋ねられ，体温や脈拍から体調やその日の気分まで自分のすべてが医療スタッフに管理され，自分を他人に委ねる体験に混乱する人もいる．抗がん剤の副作用としての身体症状の感覚過敏に振り回されて混乱する人もいる．そして本症例のように，退院後の生活を考える段階で混乱する人もある．単に発達障害特性といっても何につまずくかは人によってさまざまである．灰色事例では発達障害特性の個人差が大きいことに注意したい．

45 ▶外来と入院で症状が大きく異なった20代女性

几帳面な日記と美しい絵

受診の経緯

　21歳の女性．両親の話では発育歴に「特に問題はなかった」とのこと．中学2年生の時，席替えでクラスの女子に人気の男子の隣になったことが原因で，周囲からいじめられるようになり，かばんに砂を入れられたり靴に画びょうを入れられるなどして，不登校となった．中学3年生は特別学級に通い，高校には進学したが授業についていけず，再び不登校となった．その後，頭痛や不眠が続き，高校1年生の冬に精神科を初診，「適応障害」として外来通院した．一時はコンビニエンスストアでアルバイトをしていたが，高校2年生の時から電車に乗ると緊張し，おなかを下すようになったため高校を中退，アルバイトも辞め，引きこもりの生活となった．

　19歳の頃から兄弟との喧嘩など些細なことでリストカットをするようになった．またこの頃から「頭の中がザワザワする」ようになったという．定期的に精神科外来を受診していたが，症状はより激しくなっていき，「あの犬がいらないから殺せ」という幻聴，「自分の考えていることが筒抜けになる」などの思考伝播などが出現した．20歳時，「統合失調症」と診断され，薬物療法を中心とした治療が続けられた．

　21歳の時に主治医転勤に伴い，筆者が外来主治医となった．初めての診察場面時には年齢にくらべて幼く見え，とても緊張していて表情も硬く，問いかけに一言二言しか話さなかった．幻聴などの異常体験は続いていて，不安や孤独感を感じていた．「統合失調症」として外来治療を継続した．

気になる点

　筆者は女性を外来で診続ける中で，どうしても気になっていたことがあった．それは診察の度に毎回欠かさず見せてくれる日記である．その内容はパソコンでスケジュール表のように作成されており，月曜日から日曜日まできれいに整理された，とても几帳面なものであった．診察を重ねても女性は相変わらず緊張しており，何かを問いかけても最低限のことしか返してくれない状態が続いていたので，もっぱらこの「几帳面すぎる日記」を2人で眺めながら診察をしていた．そして表に書かれた1日の出来事を見ると，例えばお風呂に入る時間や食事の時間はいつも大体同じ時間で規則的であることがわかった．さらに驚くことに，その日記は16歳の初診の時からずっと欠かさず継続されていたのである．

　幻聴などの異常体験が活発な状態の統合失調症の人の場合，思考障害なども伴うため，このように「きれいに整理された，几帳面すぎる日記」は書くことができないのが普通であり，筆者としては不自然な印象を持った．

　あるとき，本人が「調子はそんなに悪くないけれど，毎年この時期はしんどいので入院したい」と訴えた．筆者も女性の診断に疑問をいだいていたので，入院してもらうこととなった．

入院後の経過

　女性は外来では緊張し硬い表情でほとんど話さなかったにもかかわらず，入院翌日から笑顔が見られるようになった．入院してから数日後には主治医に症状のこと，家族の中で困っていることや将来への不安などを，時に笑顔や冗談を交えながらすんなりと話せるようになった．「ずいぶん緊張が取れたようだけど，入院してなにが君をそうさせたのだろう？」と聞くと，「ずっと先生に緊張していたんだよ」と屈託なくそう言った．そこには多くの統合失調症の人が感じている圧倒的な恐怖や不安というものは存在せず，素直さと明るさが存在した．病室ではベッドで寝転んで本を読んだりする姿も見られるなど，くつろいでいるようにも見えた．こうした姿は入院前の様子と全く違っていた．

45 几帳面な日記と美しい絵

あるとき，「調子のいい時に描く」という花や景色の絵を描いて見せてくれた．それはまるでパソコンで描いたグラフィックのような，細部にまでこだわった絵であった．また「将来は童話や絵本を描きながら，ケーキ屋さんで働きたい」といった希望をもち，自ら書いたという童話も見せてくれた．それは完成度が非常に高いもので，コンクールなどに応募しても十分通りそうな内容に思えた．

入院によっていったん消退したかに見えた精神病症状は，入院後にしばしば再燃した．幻聴や思考伝播などの精神病症状だけでなく，「自分の中に別人格がいる」といった訴え，外泊時のリストカットなどさまざまな精神症状を呈した．しかしそれらはいずれも兄弟や両親の喧嘩などの家族内での出来事や，体調の悪い他の患者のお節介を焼いたり心配し過ぎるなどの病棟内の対人関係が関連していた．精神病症状を含めた多彩な精神症状が，環境的な負荷がかかったときに増悪していた．

どう考え，どうしたか

まず，上述のように，普通なら統合失調症の人が調子の悪い時期に，こんな几帳面な日記を書き続けることなどとてもできるはずはないと思えた．また入院翌日から表情が変わり，笑顔が見られるようになったことにも驚かされた．そして病棟でまるでくつろいでいるようにも見える姿は不思議であった．入院後も環境要因に応じて精神症状が再燃したが，それでも入院前のような緊張感はなくなったままだった．入院前後で処方は変更してないにもかかわらず，である．

几帳面な日記だけでなく，細部にこだわった精緻で美しい絵，さらに妄想とは違った意味での健康で空想的な絵本にも驚かされた．幻覚妄想などの精神病症状があろうとも，統合失調症特有の患者自身の存在を根底から揺さぶるような不安や恐怖がないかのように見えた．そして，統合失調症で失われやすい，いわゆる「接触性」や「疎通性」は良好だった．

これらのことから，女性はその背景に発達障害があるのではないかと考えるようになった．そこで治療の中心を薬物療法から心理的・社会的なサポー

トに重点を置くことにした．

　家族や周囲から環境的負荷がかかった時は，実際にどのように考え，ふるまうのがよいのかを具体的に，そしてわかりやすい言葉で筆者や病棟スタッフが相談にのり，支え，見守るように心がけた．反応性に幻覚妄想が強まっても，薬物療法で何とかしようとはせず，上記のような心理的介入を行いつつ，待つ姿勢でいることで大半の症状は軽快していった．そして自宅に戻ってからも家での彼女の役割を家族と共に話し合い，まずは家の手伝いからやっていくことを決め，退院となった．

退院後

　処方は徐々に漸減した．家族のことをはじめとしたさまざまな環境負荷が加わると，多彩な精神症状が生じたが，具体的に相談に乗り，支え，見守っていると精神病症状は短期で消退する経過を繰り返している．一般就労のアルバイトは適応できずに辞めざるをえなかったが，障害者就労は続けられている．現在では抗精神病薬は少量になっている．

考察

　症状的には思考伝播も伴い，「統合失調症」とされた事例である．しかし，好きなことは几帳面で安定して行う能力，疎通性の良さ，入院などによる状況変化による症状の軽快と増悪などから，発達障害がベースにあると考えられた．

　統合失調症だとされる事例では，幻覚妄想などの精神病症状が，状況によって急に変化していないかを常に細かく観察することが必要である．入院した途端に幻覚妄想が消退したり，表情がとても良くなるなどが起こる例は少なくない．また，いわゆる「疎通性」についても，統合失調症的な疎通性（接触性）の悪さを認めない場合には，発達障害を頭に置いておきたい．

46 ▶コミュニケーションの困難さにより問題行動を生じた10代女性
言葉に代わる表現の方法

受診の経緯

　その10代の女性は，高校3年生になった頃から学校を休みがちになり，気分が落ち込んでいることが増え，時に激しく壁に頭を打ち付けるといった自傷行為や「自分なんていなくなったらいい」と突然家を飛び出していくといった行動が見られるようになり，そのため心配した母親に連れられて当院へ受診となった．

初診時

　女性は，診察室ではほとんど何も話さず，キョトンとした感じでこちらを見つめたり，こちらからの問いかけに小さくうなずいたり，首を傾げるだけであった．母親から話を聞くと，これまで発達の異常を指摘されたことはなかった．だが，幼い頃から控えめでおとなしい子どもであり，数は少ないが仲の良い友達もいたものの，人と話すことは得意ではなく，家族に対しても思っていることが言えない子どもであった．また，小さい頃からできることとできないことの差が激しかったようだ．小中学校の時は両親もそれでもよいと思っていたが，歯磨きや入浴でさえも，自分のやりたくないことは全くしようとしない姿を見て，このままでは高校を卒業しても，社会に出てやっていけないのではないかと心配になった．そのため女性に対し「あれができていない」「これができていない」ととやかく言うようになったために，こういった症状や行動が出てきたのではないか，ということであった．母親が「自分ではどう思うの？」と女性に尋ねても，何時間も何も言わずに黙り込んでしまうなど，女性が何を考えているかわからないということだった．

筆者が女性に対し「困っていることは何かない？」と尋ねると、「自分はダメだと思う」「言われたことができない」「思っていることが言えない」と表情を変えず、ポツリポツリと答えたが、少し詳しく尋ねると、母親の言うように黙り込んでしまった．

新体操

『できることとできないことの差が激しい』ということだったので、女性の得意なこと、好きなことについて尋ねると、小学校の時に新体操を見て「自分もやってみたい」と思い、それ以来10年近く新体操を続けているということであった．母親も新体操に対して真剣に取り組む女性の姿勢は認めており、実際に有名選手のコーチに「東京へ出て来ないか？」と誘われたり、海外から教えにきた講師からその表現力を認められたりするほどであったということがわかった．女性はこの才能を活かして、高校は体育系に力を入れている学校へ進学したが、学年が上がるに連れて「新体操ばかりではなく勉強もしなさい」と言われ学校も休みがちとなっていたようだった．両親も、新体操の才能は認めるものの、新体操で成功することの難しさや、やはり女性の社会性、コミュニケーション能力の乏しさを心配していた．

どう考え，どうしたか

言語的な表現、理解が苦手なこと、予定の変更が苦手で周囲の状況を読み取ることが苦手なことなどの特徴から、自閉症スペクトラム傾向が強いと考えた．高校卒業後の進路を考えていかなければならない時期に、女性のこれまでの生きがいであり、また言語的な表現が苦手な女性にとっての表現の場であった『新体操』が周囲によって脅かされるようになったことから、問題となる行動が増えていったのではないかと考えた．

自閉症スペクトラムであることを両親に伝えて発達障害支援センターなどで支援を受けることを提案することも考えた．だがそれは障害者として生きていくことであり、女性の自信を失わせてしまう可能性があった．せっかく高く評価されているのだから、女性の唯一の表現手段である『新体操』を残し

てあげられないか，またその特技を活かし，自信を失いつつある女性に自信を取り戻してもらえないかと考え，女性と母親にその考えを率直に伝えてみた．すると母親は，小さい頃からお世話になっている体操教室の先生は，女性のこういった特徴もよく知っているので相談をしてみると答えた．そして後日，母親から体操教室の先生に相談したところ，卒業後は体操教室のインストラクターとして，小学生を相手に教えることで，多少コミュニケーションが苦手でもできるのではないだろうかということになり，一緒に教室を盛り上げていってほしいということになった．

その後

卒業後の進路も決まった女性は，再び登校もできるようになり無事に高校を卒業．また両親の心配も減り，ときに生活の指導はするものの，基本的には女性を温かく見守る以前の生活に戻り，徐々に女性の問題となる行動も減っていった．その後，女性は診察には来なくなったが，体操教室のホームページなどで女性の活躍している様子を窺い知ることができる．

考察

思春期の発達障害を考えるとき，明確に診断し必要な支援を提供することも大切であるが，白黒の診断をつけずにできる支援について考えることも大切である．特に思春期の発達障害は，状況によって障害特性の出現の強さが異なることもよくあるため，一元的ではなく，さまざまな角度から考えることは非常に重要である．そのためには本人の苦手なことだけでなく，何が好きで何が得意か，何が楽しいかなど，本人の長所や魅力を把握しておくことが必要である．そして，その長所を人生に活かせないかを一緒に考えていく姿勢が求められる．発達障害臨床では患者が医師から説明されることは，短所や障害特性など，ネガティブなことばかりになりやすい．希望につながる支援を常に意識するようにしたい．

47 ▶交通事故をきっかけに不安・焦燥が表れた40代女性

ひっつきエネルギーの向き先

受診の経緯

　3年ほど前に交通事故にあった40代女性．事故は女性に非はなく，相手も怪我などはなかったが，その時相手が激しい剣幕で怒鳴ったのがとてもショックだったらしい．事故自体は保険会社が対応したが，夫や母親に，「相手が訴えてくるのではないか」「私が悪かった．大丈夫だろうか」などと繰り返し事故のことを心配し話すようになった．事故から2か月後，不安焦燥が強まり家のなかで混乱して叫びだすまでになったため，家族が対応できず精神科病院に医療保護入院で入院した．錯乱状態は，次第に改善したものの，病像や経過が統合失調症やうつ病と異なることから，診断と加療の依頼で紹介となった．

初診時

　女性は，不安と苦悶が混じった表情で，そわそわした雰囲気で話した．女性によると，「事故後は非常に不安になったが，入院した時と比べると今はずいぶん楽になった」という．

　元来おとなしい性格で口数が少なく，人付き合いは得意ではなかったが，学生時代も，それぞれの学年で1～2人良い友達ができ，卒業後も付き合いのある2～3人の友達とは「毎週，2人でランチを食べに行っている．とても楽しい」ということであった（しかし，必ず1対1であった）．不安な表情とランチの話が不釣り合いな感じを受けたが，最初に話を聞いた時は，ランチを楽しめるほどに回復してきたのだろうと理解した．

その後の経過

その後，女性は徐々に改善し，表情にも不安がなくなり笑顔が多くなっていた．元々やっていた稽古事も再開し，「ほぼ病前に戻った」と本人も家族も述べた．2年ほど経過した後，今度は夫が交通事故を起こした．夫に非はなく，怪我も打撲などで数日の入院程度であったが，その後から女性はまた，「夫に何かあったらどうしよう」「訴えられるのではないか」と心配し始め，急速に不安・焦燥・混乱を強めていった．

女性は，母親に対して何度も「裁判になる，どうにもならなくなる」と訴え，母親が「心配はない，大丈夫」と説明しても，すぐに同じ訴えを繰り返し，その対応に母親が疲労困憊し，ついには再入院するまでに至った．しかし，入院後も不安・焦燥・混乱は改善せず，その時その時に心配になったことを訴えるためナースコールを頻繁に繰り返し，看護師が訪室するのが少しでも遅くなると詰所にやってきた．夜も不眠で，眠剤を飲みフラフラしながら，詰所にやってくることを繰り返したので，看護スタッフも対応が大変であった．一つのことが気になるとそれを何度も確かめるが，別のことが気になると今度はそれを何度も確かめるのであった．

このような不安・焦燥・混乱は3週間ほど続き，その後，少しずつ改善していき，2か月ほどの入院の後，退院となった．退院後も，夫のことなどが心配になるようではあったが，不安・焦燥は比較的軽く，何とか家で過ごせていた．

ある時，母親が「娘（女性）は認知症ではないでしょうか，物忘れが激しい．なにか言ってもすぐに忘れているし，電気を消すのも忘れる．服もうまく合わせられない」と相談してきた．その一方で，そのような状態でも，「週に1回，友達とランチを食べに行っており，その時は楽しく，心配なことを忘れているようで，不思議だ」と言う．驚くことに女性は，この数年間，入院していた時以外は，毎週，ランチを楽しんでいたのであった．

これまでの女性の特徴をまとめると，次のようになる．

① 一つのことが心配になると，それが頭にひっつき（こびりつき），何度も何度も確かめてしまう．

②一つの心配に注意が集中し，他のことに注意が向かなくなる．そのため，心配以外に注意が向かず，周囲からは物忘れのように見える行動が起こる．

③上記①②がありながら，週に1回は友達と2人でランチに行っており，それを楽しみにしている．

これらより，女性は社会性やコミュニケーションの問題はあまり目立たないが，注意やこだわりの問題を抱えている．広い意味での発達障害圏の可能性があると考えた．

どうしたか

そこで，女性と母親に以下のように助言をした．

「あなたの病気は，心配が頭にひっつく（こびりつく）というものです．心配は誰でも頭にひっつきやすいものですが，あなたは人の何倍もひっつきやすい．つまり『ひっつきエネルギー』が強い．頭にこびりついた『ひっつきエネルギー』の強い心配を，どのようにひきはがすかが課題です．ランチをしている時には，心配を忘れている．これが大切．楽しみを一つずつ増やし，楽しみに『ひっつきエネルギー』を向けていきましょう．それと新しい心配が出てきたら，すぐに相談して対応を考えましょう」

女性は，「自分は昔から心配になると，そのことばかり考える性格だった．だけど，母親と夫に相談したら何とかなっていた．この何年か夫の仕事が忙しくなり，長期の出張などが増え，相談する時間がなくなって大変だった」と話した．

それ以後，何かあると早めに相談することで，不安・焦燥が強まることなく過ごせている．

考察

心配が頭にひっつく（こびりつく）．それが不安・焦燥を強め，極期は

精神病状態という程度にまでに至る．このような例に時々出会う．激越うつ病（agitated depression），錯乱状態（confusional state）などと診断されたり，時には緊張病性興奮（catatonic excitement）と診断されている場合もある．そして，その際には，激しい焦燥や興奮を認め，抑制が難しい．ただ，発達障害圏の場合は，当初に明らかに，不安をもたらす誘因があり，それが頭にひっつき（こびりつき），不安・焦燥に至っている．焦燥や興奮は，家庭内暴力の形で表れたり，暴走や特定の人への暴力となって表れることもある．だが，精神病状態というには，どこか不自然なところがある．単科精神科病院の保護室まで必要とするほど暴れていたある男性は，改善しないまま退院したが，直後に友人とレストランで普通に食事をして自宅へ帰っていった．そのような場面性，状況依存性がある．入院や転地などを契機に，ピタリと症状が改善する人もいる．実際に，本症例の女性も毎週，友人とのランチを（極期の僅かな期間を除いて）楽しんでいたのである．

　女性のように，心配へのこだわり，即ち『ひっつきエネルギー』が強い場合は，本人に助言したように，楽しみに『ひっつきエネルギー』を向けさせることが大切である．また，何かのきっかけで『ひっつきエネルギー』の方向が切り替わることもあるので，患者のこだわりの内容を注意しながら，現実的な助言や提案を行っていくことが重要となる．

48 ▶生活全般への不安が強かった40代女性
薬は嫌だけど サプリにはこだわりたい

受診の経緯

　女性は高校卒業後に事務職に就いた．あまり融通はきかないタイプで仕事に時間はかかるほうだったが，決まった事務作業は非常に丁寧にこなすため，社内での評価は悪くなかった．結婚・出産を経て退職し，専業主婦となった．夫は会社員として忙しく仕事をしており，自宅に夜遅くまで帰らないことが多かった．

　ある日，車で外出時に過換気，動悸などを伴うパニック発作を起こし，その後は徐々に外出も不安でできなくなり，引きこもりの生活となった．自宅でも動くとしんどくなるので最低限の家事以外は横になって過ごす生活となった．精神科クリニックを受診し，抗うつ薬，抗不安薬などを処方された．だが薬への不安が強く，内服すると動悸，めまい，しびれなどが起きると言って内服しなかった．代わりに自宅でインターネットを使ってサプリメントや漢方薬について詳しく調べるようになり，独自に個人輸入などで入手して服用し始めた．10種類以上のサプリメントと数種類の漢方薬を自己調整し服用していたが，予期不安で自宅に引きこもる状態は続き，サプリメントや漢方薬に対するこだわりや服用をやめることに対する不安が強まるばかりであった．そのような状態が続き，夫や家族に心配され42歳時に当科初診となった．

初診時

　生活全般への不安が著明で外出不能の状態であり，「こんなしんどい状態が続くならもう死のうと思う」と希死念慮も認めた．薬やサプリメントに対

するこだわりも強く，漢方薬の詳細な知識やサプリメントの効能を本人作成の資料を見せながら述べた．「外来では良くならないので入院して良くしてほしい，この治療がうまくいかなければ死のうと思う」と入院を希望した．入院後はサプリメントや漢方薬を中止し，外出練習などの行動療法的治療を行うことを説明した．サプリメントや漢方薬の中止への抵抗感はかなり強かったが，それらを自己調整することでますます不安が強まっていることや，行動療法の目的と手順を文書に明確に書きながら丁寧に繰り返し説明したところ，数日後には何とか同意が得られ，入院となった．

本人の得手不得手

本人と家族からの聴取で，元々融通がきかないタイプで，一度決めたらそのやり方でとことんやり抜く，趣味もハマると熱中し，自宅で熱帯魚の飼育に熱中していた時期はプロ顔負けの知識で道具などにも凝っていたことなどがわかった．また，「学生時代から集団に合わせようと頑張ってきた．溶け込むことは難しかったけど，趣味の合う良い友人に恵まれそれなりに楽しめた．会社でも上司に気に入られて教えてもらいながらやってきた」と言う．そして，熱帯魚などの趣味を通じた友人が現在も数人おり，趣味の活動ができていた時はそのことばかりを考えて楽しかったが，パニック発作を起こし自宅に引きこもってからは趣味もしなくなったとのことだった．

その後の経過

入院後に抗うつ薬などの薬物療法を開始したが，服用直後からしびれ，めまいなどの身体症状を訴え，ごく少量の抗不安薬しか服用しなかった．その一方で，不安な対象への曝露などを主体とした行動療法的治療に関しては，決められたマニュアル通りにキチッと熱心にこなした．病院外への外出を治療として義務化し，「病院前のスーパーマーケットへ行って帰ってくるだけ．ただ何が起きても行って帰ってくる」から始めて，徐々に距離と時間を伸ばしていった．このような課題がどのように治療に有効であるのかなどの説明は行ったが，あまり理解はしていないようであった．普通なら治療の意味や

機序を納得したいと思うはずなのに，そのようなことを質問してくることもなく，納得もしていないようであった．なのに，ひたすら課題にはキッチリ従うのだった．「よくわからないけど，とにかくこれが治療らしいから頑張る」という感じで治療は進んだ．普通なら起きるはずの，曝露への不安からさまざまな口実で曝露を避けるような治療抵抗は生じなかった．まるで「校則には疑問を感じることなく絶対服従」のように治療は順調に進んだ．1か月ほどの入院で外出練習，外泊練習，自動車の運転，買い物なども問題なく行えるようになり，自ら志願し退院．退院後も精力的に外出練習をこなし，数か月後には趣味などの活動も行えるようになった．

考察

　元々，こだわり，融通のきかなさなどがあり，パニック発作を契機にこだわりの焦点が熱帯魚などの趣味からサプリメントや漢方薬，不安症状に移ってしまった症例である．だが，このこだわりと融通のきかなさは，本人との合意の上で決まったマニュアルにしたがって行動療法を行う上では治療的に働き，決まった行動療法的治療を不安が強い中でもキチッと実行し，行動を変えていく大きな力となった．最終的にはこだわりが再び趣味に向くことで生活の安定を取り戻すことができた．

　本症例のポイントは，特別な治療上の「転機」もなく，こだわりを「逆手にとった」というわけでもなく，普通の行動療法的治療を行っただけなのに，普通なら当然起こるべき治療抵抗が生じず，スムーズに治療が進んだことである．行動療法がスムーズに進むのは，通常は行動療法的治療メカニズムに本人の十分な理解と納得が得られた場合なのだが，本症例ではその納得もないのに，「規則に従う」特性によって，スムーズに進んだ点が，いかにも発達障害的だったといえる．

　「こだわり」は，一歩間違えると薬や症状へのこだわりの形に陥ることはあるが，明確な説明と合議により治療への合意が得られた場合には，劇的で治療的な行動の変容につながる治療力ともなり得る．

49 ▶大学で引きこもりとなってしまった20代男性

障害者なんて嫌です！

受診の経緯

20代後半の男性が母親と来院した．遠方の大学の理学部に進学したが，「やりたかった分野と違う」と言って2年生から休みがちになり，3年生を留年して中退となったという．その後は引きこもった生活となったため，「仕事を見つけて働くように」「働かないなら家に帰るように」と両親は言ったが帰ろうとはしなかった．そのまま数年が経過し，業を煮やした父親は「あと3か月で仕送りを止める．帰りたくなかったらアルバイトでいいから働け！」と伝えたところ，その3か月目に「帰る」との電話があり，男性は実家に戻った．その後も両親から仕事を探すように言われ続けたが結局仕事には就けず，説得されて母親と受診となった．

生育歴

母親から生育歴を聞いたところ，幼稚園では言葉が遅いと言われたが，就学後の成績は良かった．性格はおとなしくて誰にでも優しい子で，規則は過度に守り，融通がきかないところはあった．電車の名前をすぐに覚えるなどはあったが，こだわりは特になかった．言葉は小さい頃から標準語だった．中学では運動部の部長となり，高校では部長だけでなく生徒会の役員もした．勉強はできたので国立大学に現役で合格．少数だが今も友達はいるという．

初診時

見た目は背の高い，やせ型の男性だった．自分から話そうとはせず，母親が話をするのをうつむいて聞いていた．「今のお母さんの話はだいたいそ

通り？」と尋ねたところ，黙ってうなずいた．「違うと思う点や付け足したいことがあったら教えてほしい」と言って男性の発言を求めたが首を振った．さらにいろいろと尋ねてみたが，言葉は少なかった．そこで，「あなたとしては，これからどうしたい？」と尋ねたところ，大きなため息をついた．母親によると実家に帰ってからは，仕事を探しに行ったりはしないものの，食器を洗ってくれたりするなど，親に気は遣っているようだとのことだった．

3つのお願い

本人がほとんど何も話してくれないので，「3つのお願い」について聞いてみることにした．「ここに魔法使いが来ました．願いごとを3つだけなら何でも叶えてくれます．何をお願いしますか」という質問である．自身の内面を言葉で表現することが苦手な人でも答えやすく，本人の考えや気持ちが端的に表れやすいため，子どもの心理面接でよく用いられる質問である．この質問にも男性はなかなか答えてくれなかったが，しばらくの沈黙と母親の促しの後，次のように答えてくれた．

①これまでの生活費全額と今後使う生活費全額が欲しい
②仕事をしているという肩書きが欲しい
③なし

筆者が心理検査も行いたいと説明すると，うなずいてくれた．心理検査の結果は，WAIS-Ⅲにおいては，知識と算数が高く，理解，完成，符号がひどく低い凸凹が認められた．またPFスタディでは，絵の状況を理解できていなかったり，場の状況に対してずれた回答がいくつかあった．しかし，母親が答えたPARS（広汎性発達障害評定尺度）と本人が記入したAQ（自閉症スペクトラム指数）はともに低い点数で問題はなかった．

どう考えたか

男性は発達障害の特性をもっていたが，自閉症的なこだわりは特になく，他人には優しく，真面目で勉強もできたため，社会生活に適応できていたと考えられる．部活動の部長や生徒会の役員ができていたことがそれを証明し

ている．しかし，高校までは真面目に言われることをしていればよかったが，大学になると，「自分は何をしたいか」「どう考えているか」などの意見が求められるようになり，そのあたりから適応が困難となったのではないか．男性の真面目さが理解されるような職場が見つかればよいが，それは容易ではないと考えられた．その場合は障害者手帳を取得しての障害者就労や作業所通所も考えるべきだと思われた．

対応と経過

　心理検査を実施した次の診察時に，検査結果の説明を行った．「このように，普通の人よりもはるかに高い点数が出ている分野もある一方，かなり低い分野もあります．場の状況を理解したり，人とのコミュニケーションは得意ではないように思います」と伝え，診断と今後についても説明をした．「そういう意味で，発達障害的な側面がいくらかありますが，障害者と言えるかどうか微妙なところだと思います．白とも黒とも言えず，中間の『灰色』に相当します．真面目なあなたのよさをわかってくれる職場が見つかれば，働いていけると思います．ただ，今の不況の状況だとそういう職場を見つけるのは簡単ではないかもしれません．普通の職場が難しければ，微妙なところだけど，発達障害との診断書を書くこともできます．そして精神障害者の手帳を取り，障害者として職を見つけるという方法があります．どうしましょうか」と提案した．

　すると，これまで何を尋ねても表情は乏しく，ぼそぼそと言葉少なにしか答えなかった男性の表情が一変した．「障害者なんか嫌です！　障害者にされるくらいだったら働きます！　働けばいいんでしょ！」そう言って男性は立ち上がり，診察室を出て行ってしまった．

　その後は診察室に残った母親と話し合い，母親にはしばらく様子を見て，やはり働くことができないようなら再度の受診を勧めてみてくださいとお願いして診察を終えた．

　数か月後に，母親が来院した．母親によると，知人の農家の手伝いに行き始めたという．「何とか仕事をしているのなら，障害者手帳を取らされるよ

りも彼にとってはよいのではないでしょうか．しばらく様子を見てあげてください．何かあれば相談に応じますから」と伝えた．その後の受診はない．

考察

　本症例のポイントの一つは，"質問の仕方"である．ほとんど話してくれないので試しに尋ねてみた「3つのお願い」が，期待以上に男性の発達障害特性を明らかにした．「働いていないこと」が問題なのは，単にお金の問題ではない．社会人としての社会生活が営めていないことが主な問題であるのに，男性はそれを理解せず，お金と肩書きさえあれば問題はないと考えてしまっていた．しかし，本例から学ぶべき最大のポイントは，何と言っても「診断と告知の行い方」である．発達障害があるかどうか微妙な「灰色」であることや，能力の高い分野もあることなどを説明し，慎重に行ったつもりであったが，結果的に本人の強い反発を招いてしまった．男性にとって「障害者」は青天の霹靂であり，受け入れがたいものだった．

　反省すべき点は，本人が感じていた困っていることやつらいことに焦点を当てて話を聞くことをまずは十分すべきであるのに，それができていなかったことである．第1章にも書かれているとおり，発達障害は生活障害であり，本人が感じる困難は「生活」の困難であり，「発達障害であること」に困っているわけではない．本人に生活上の苦悩を述べてもらい，それを十分に受け止めた上で，それは本人のせいではなく，発達障害特性のためであると理解してもらうプロセスがもてなかったことが最も反省すべき点である．発達障害は生活障害を通じて実感すべきものであり，心理検査を通じて知るべきものではない．本人としては，「自分としては実感もないのに，わけのわからない心理検査によって，突然自分が障害者だと宣告された」と受け取ってしまった可能性がある．生活障害を本人と共有するプロセスのないまま心理検査を行うことの有害性に留意したい．

▶強迫症状で身動きが取れなくなった20代女性

アルバイトなんて目からウロコです

受診の経緯

　女性は専門学校を卒業後，保育士として就職したが，その年の秋頃より，失敗したくないという思いから，連絡帳をきちんと書いたかなどの確認が徐々に強くなった．また，「（本当に書いたかどうかもあやふやな）自分が職場の人の悪口を書いたメモを落としたのではないか」と探しまわるようになった．身体にメモがついていないか全身を確認し，納得するまで家を出ることができなくなった．確認は毎回数時間に及ぶため，やがて出勤不能となり，結局は退職した．退職後も症状は悪化し，「メモを落としたかもしれない」と思う場所には近寄れなくなり，行動範囲が狭まった．身体に何かが触れると「悪口を書いたメモが自分に付くのではないか」と不安になるため，自分の身体が壁やドアに触れないよう，リビングとトイレだけでの生活になった．トイレへの移動も，身体が触れてないかの確認に数時間かかるため，リビングで失禁してしまうこともあった．トイレだけでなく，入浴や食事など生活上のすべての動作が確認のために長い時間を要するようになった．自分だけの確認では納得できなくなり，母親に手の表，裏，頭，肩，背中，足の裏，つま先を各々4回確認させたり，母親以外はリビングを入室禁止にしたりするため，家族も疲弊していった．こんな生活を1年間続けたある日，新聞で強迫性障害の記事を読み，自分もそうではないかと思い受診することにした．ただ，家を出る時には身体にメモがついていないかの確認に数時間かかるため，前日はホテルに宿泊しての受診であった．そして入院となった．

入院後

「悪口を書いたメモが自分につくのではないか」「自分が動くことでそのメモをばらまくのではないか」と考える強迫観念のため動くこともできず，メモが身体についていないかの確認を，母親を巻き込んでさせていた．「そんなことはないとは思うけど…」と不合理感は若干あるものの，確認は母親にさせているため，自分自身が困っている感覚は薄かった．

入院後は，「タイマーを使って入浴時間を短くする」「母親の面会を少なくする」「いろいろな所に行けるようにする」などの明確な目標を立てたところ，それに向かって治療を頑張ることができた．2か月後には，「入浴時間の短縮」「ベッドで足をあげて横になる（足の下にメモがあってそれがばらまかれるのではないかと思い横になることができなかった）」「母親との面会は週に2回までに減らす」などができるようになった．しかし，症状に対する不合理感は「はい，おかしいです」と言うものの，実際には何の躊躇もなく母親に確認を求めた．確認に応じないことが治療であることは母親にも繰り返し説明をしたが，母親の理解も不十分だった．

本人の特徴と理解

普通に会話をするには特にコミュニケーションに違和感はなく，また心理検査でも「言語理解」は平均であった．ただ，いつもニコニコしており，何に対しても笑顔で「はい」と答えるのだが，実は理解できていないことがよくあった．何か困ることがあっても自ら相談することはほとんどなく，内的な気持ちの言語化の苦手さがうかがえた．また，いつも食事を取っている席に別の患者が座っているとひどく立腹したりと，変化への弱さや融通のきかなさも見られた．これらのことから発達障害を疑った．

生育歴を尋ねると，中学生の頃から集団で話すことは苦手で，みんなが笑っている場面でも，自分だけ意味がわからずに周りに合わせて笑うということや，正義感が強く真面目な性格で，学生時代には当初仲の良かったグループの中で，一人のけ者にされている子を見て，それを指摘した結果，自分がのけ者にされてしまったこと，実習などに真面目に取り組む姿が評価さ

れたことを他の生徒からねたまれるといったことがあり，一生懸命な反面，ここでも融通のきかなさがあるようだった．

退院後

　入院中に法事があり，その際に本人の居場所であるリビングを母親が片付けたため，法事後の外泊では一時的に確認行為が悪化した．だがやがて自宅で問題なく過ごすことができるようになったため，5か月間の入院で退院となった．その後，しばらくは確認行為を我慢していたが，徐々に母親への確認が増え，再びリビングでの生活に戻ってしまった．外出不能となり，半年間通院が中断．再受診してからは，入院中と同様の指導を行うことで，若干は改善したが，母親は本人に求められたら確認をしてあげるため，治療は膠着状態に陥った．

転帰

　この状況を打開するため，これまで気づいていなかった治療介入可能なポイントがあるかもしれないと考えた筆者が症状について改めて詳しく尋ねてみた．すると，女性のメモがついていないかを確認したい思いは，自分の生活している周辺に対してのみであり，入院中も県外の親戚の家には外泊できたり，全然知らない人ばかりのところでは全く不安はなく生活ができることがわかった．また，「症状がなくなってから，保育園に戻らなければいけない」との思いが強いこともわかった．

　そこで，いきなり保育の仕事に戻るのは大変なので，何か短期のアルバイトを探し，「症状はあっても，徐々に社会に出ることに慣れていくのはどうか」と提案したところ，「保育の仕事に戻らなくていいんですか？　目からウロコです．ぜひやってみたい」と述べた．対人関係が苦手なので人とあまり関わらなくてもよい仕事を探してみるよう助言すると，2週間限定の工場での単純作業のアルバイトを見つけてきて，みごとにそれをこなした．このアルバイトで大きく自信をつけたようで，確認はあるものの外出できるようになり，次にはスーパーマーケットの品出しの長期アルバイトを始めた．

> **その後**

外で働けるようにはなったが，家では母親に以前と同じように確認をしてもらう生活であった．だがある日突然，「自宅の自分の部屋にあるものを全部処分すれば，メモが飛んでいった心配をしなくてすむと思うんです」「今度，何泊か旅行に行って，その間に親に処分してもらおうと思います」と自ら提案してきた．これは最も難しい課題への挑戦であるため症状再燃の危険はあったが，本人が不安がらずに言うので思い切ってやってもらうことにした．次の診察の時には「片付け，無事に終わりました」「思ったより大丈夫です」「確認したくなることもありますけど，随分減りました」と，無謀に思えた作戦はみごとに成功した．その後も彼女はアルバイトを頑張り，また友達とお茶をしに出かけたり，ダイエットのためにジムに通ったり，好きなアーティストのコンサートに行ったりと普通の女性としての生活ができるようになった．それと反比例するように，母親に確認を求めることはなくなった．アルバイトの職場では，元々の真面目な性格もあってか，結構かわいがられているようである．

> **考察**
>
> ちょっとした目標の変更を提案したところ，主治医も驚くほど症状が改善した症例である．「症状が完全になくならないと仕事には戻れない．そして，また働くなら元の保育園以外にはない」との思い込みや，短期アルバイトを「目からウロコ」と思う点がいかにも発達障害的な視野の狭さを表している．根が真面目で，失敗しないために始めた念入りの確認をきっかけにして，強迫症状→働けない→自信の低下→強迫症状悪化，という悪循環に陥っていたと考えられる．
>
> 発達障害特性を伴った強迫性障害症例は治療が難航することが多い．目の前の主症状が強迫症状である場合，強迫症状による生活障害が著しいため，とにかく強迫症状を何とかしようと患者や主治医が思うのは無

理もない．しかし，強迫症状は頑強でびくともせず，むしろ強迫症状とは直接関係なさそうに見える点への介入が奏効する場合がある．そして，強迫症状が前景だが，本質は「自信の喪失」である症例は多い．強迫症状の治療とは別の視点で患者の自信を回復する方法はないか？という姿勢を忘れないようにしたい．

51 ▶引きこもりから徐々に社会復帰した20代男性
自転車を介した人とのつながり

受診の経緯

　男性は元々，やると決めると突っ走り，目的がなくなると一気に興味をなくすといった両極端な傾向があった．例えば高校受験は仲のよい友人が行くという理由で猛勉強して合格したが，入学後は部活動などにも参加せずダラダラ過ごすようになった．大学進学か就職かの進路を決める時も，これまた仲のよい友人が就職するという理由で同じ会社に就職した．

　就職後，入社1年目から仕事がよくでき周囲から期待されるようになった．突っ走るように頑張っていたが，入社2年目間もなくの頃，仕事上のミスを他の社員の前で上司に怒られることがあった．周囲は特に気にすることはないと励ましてくれたが，恥ずかしい思いをしたことで頭がいっぱいになってしまい，翌朝布団から出られず，会社に向かうことができなかった．その後も「みんなに会うのがはずかしい」「また怒られたらどうしよう」「でも会社はちゃんと行かないと…」と葛藤する日々が続いた．欠勤が続いたため上司も心配し連絡をしてきたが，結局本人から退職を申し出た．周囲は慰留をしたがそれも聞き入れず退職し，引きこもりの生活が始まった．

　引きこもってから1年ほど経った頃，家族の勧めもあり当科を受診．

初診時

　主訴は「引きこもり」．「社会に戻りたいし戻らないといけないと思っている」「でも，このままでもいいや，面倒くさいっていう気持ちもある」と，引

きこもりの現状に対する葛藤を訴えた．抑うつ症状，精神病症状などの明らかな精神症状は認めなかった．

　これまでの対人関係について尋ねると，思春期の頃から周囲とのコミュニケーションのずれを感じるようになり，集団の中で過ごすことにストレスを自覚していた．微妙なニュアンスがわかりにくく，その場に合わせて作り笑いで乗り切っていたという．

どう考え，どうしたか

　男性はこだわりなどはないものの，微妙なニュアンスがわからず，周囲とのコミュニケーションに困難を感じていた．元々発達障害の特性をもっていたと考えると，みんなの前で怒られた一件も，それほど気にしなくてよいのに，周囲にどのように思われているのかを読みにくい特性によって，四面楚歌だと思い込んで出勤不能に陥った可能性があると思われた．

　そこで男性の現状の葛藤する気持ちを支持しつつ，ひとまずは外来通院する方針とした．受診は継続したが発展があるわけではなく，家ではゲームをしたり読書をしたりといった生活が続いた．短期のアルバイトや外出，旅行，また外来精神科作業療法や地域の支援センターといった医療・福祉サービスの活用なども提案したが，返答のみで実際に行動に移すことはなかった．

その後の経過

　引きこもり生活が2年ほど続き，外来受診はするものの膠着状態が続き進展がなかった中，ある外来受診の際に自転車の話になった．男性は「以前は自転車によく乗っていた」「今は倉庫でホコリまみれです」と教えてくれた．主治医は「修理して乗ってみてはどうだろうか」と提案したが，男性はいつもの「そうですね」といった返答のみで実際に動き出すことはなかった．しかし主治医は，自転車は家から外に出て行くきっかけとなりうるアイテムであり，乗るきっかけを作ることで膠着した引きこもり生活に変化が出ないだろうかと考えていた．男性はこれまで本やゲームなどの「物」とのつながりは

あったが,「人」とのつながりは希薄であった.そこで,自転車で病院へ来てみないかと話してみた.当院は男性の自宅から遠いので,比較的自宅から近い主治医の非常勤先の病院の自転車置き場での待ち合わせを提案した.自転車を介し「人」とつながる体験にならないかと考えたのだった.男性の返答は躊躇したはっきりしないものであったが,とりあえず待ち合わせの時間と場所のメモを渡してその日の診察は終了した.

約束の当日,男性は時間ぴったりに待ち合わせの自転車置き場にやってきた.男性の第一声は「本当に来ると思いましたか?」であった.それは男性の生活に人の存在が薄くなっていることを実感させる言葉だった.これまで色々なことを提案されても実行することはできなかったので,今回も来ないと思われても当然なくらい,人との関わりをもてていないことを本人が実感していることがその言葉には表れていた.

これを機に男性は自転車で外出するようになり,かなりの遠出もするようになった.その後の診察は自転車の外出先で出会った人などの話題が中心となっていった.さらに1年後にはスーパーのアルバイトを始めることができるようになり,徐々にひきこもり生活から抜け出せつつある.

📝 考察

男性には発達障害の特性があると思われたので,主治医としては面接ではより具体的なアドバイスを心がけたが,結果的にそういった対応が引きこもり生活から抜け出すことにはつながらなかった.一歩を踏み出すきっかけになったのは,主治医が診察室を出て待ち合わせをするという,医師と患者が各々一人の人間としてつながる場を設けたことだった.

発達障害者支援や引きこもり支援として,さまざまな取り組みが行われている.支援の方法を模索することは非常に重要なことではあるが,支援の制度やシステムを作ってそれに画一的に乗せてしまう傾向がある

ようにも思われる．システムや制度が整備されてなかった時代にも「当たり前」に行われていた「人が人に手を差し伸べる」ような支援が忘れられがちになってはいないだろうか．そのためにはその人がどのような人なのかを理解し，生活をイメージしていくことが重要である．当たり前の支援を考えた上で，システム活用も考えるようにしたい．

第3章

発達障害をもつ成人に対する診察と診断, そして治療と支援

1 はじめに—客観的な特徴と主観的な体験

かつてヤスパースの了解概念は，精神科医に大きな影響を与えた．筆者らを含めて多くの精神科医は，神経症は，症状が出現するところまでの心の動きをたどることができる，という意味で「了解可能」と考えた．それに対して，統合失調症は心の動きを追っていても，どこか心の動きと症状の間に了解できない断絶があり，「了解不能」と考え，それが神経症と統合失調症の違いであると考えた．そのため，神経症と考えられていた人が統合失調症の症状を呈し始めた時に，精神科医に姿勢の変化が生ずるようになった．即ち，患者の心の動きを理解（了解）しようとするものから，患者の心の動きを理解（了解）することは困難であると断念し，症状を記述するような変化が起こったのである．

同様のことが，発達障害でも起こることがある．当初は，その人の言動の背景にある心の動きを理解しようとする姿勢であったのに，発達障害という診断名が付いた時，その人の心の動き（「どのような気持ちか．何を考えているか」など）に目が向かなくなることがある．その人の心の動きを理解し応援をしようという姿勢に変化が生じるのである．自閉症スペクトラムであれば，社会性やコミュニケーション，想像力などの障害特性に，注意欠如・多動症であれば，不注意，多動，衝動性などの行動特性に，関わる人の目がシフトする．関わる人の目が，彼らの心の内を診ようとするものから，客観的に行動を観察し，障害特性に当てはまるものを探すようになってしまうのである．これをその人を外から観察しようとする眼差しという意味で，筆者は「外から目線」と呼んでいる[1,2]．

大切なことは，このような眼差しの変化が，当の本人にどのように受け取られるかということである．私たちが想像している以上に，当の本人は，このような視点や姿勢の変化を敏感に感じ取る．自分の何に眼差しが注がれているのかを感じ取るのである．発達障害の人は周囲の人と関わるのが苦手であるが，周囲の人がこのような眼差しとなることは，周囲の人のほうからも関わりを拒絶するということを意味している．このように考えてみると，「社

会性の障害」「コミュニケーションの障害」というものは，発達障害をもつ人の側だけの問題ではなく，周囲の人たち，時には治療者や支援者の側の問題でもあるのではないかと，素朴に思う〔☞**症例10**(p74)〕．

　当たり前のことではあるが，発達障害であったとしても，その人の心の中にはさまざまな思いや願いや考えが動いている．周囲の人たちにうまく伝えられないかもしれないが，確実に動いているのである．周囲の人には，その人のさまざまな言動を手がかりに，できる限りその人の側に立って，その人が感じたり考えたりしていることを，即ち言葉にならない心の動きを想像することが求められている．

　コミュニケーション障害は，例えば何かに対する不安や緊張の表れかもしれない．パニックは，例えばその人の何かをうまく伝えられないもどかしさの表れかもしれない．こだわりは，例えば自信のなさや将来への不安がそれを強めているのかもしれない．客観的に症状を捉えることは大切であるが，だが同時に当の本人にはどのように体験されているかを捉えることが大切である．精神科臨床では，「どのように体験されているか」を捉えること抜きに，治療や支援は困難である．

　誤解がないように付言しておきたい．その人の行動を症状として客観的に観察する眼差しは大切である．しかし，主観的に体験していることを理解しようとする眼差しだけでは，充分に理解することはできない．両者はともに必要なものなのである．

2　診察において留意したいこと

　診察の中で発達障害を疑うのは，どのような点からであろうか．現在の生活や生活史でのエピソードや出来事から発達障害らしさに気付くこともある．だが，それだけではない．診察においては何気ない言動の中に，発達障害らしさが現れる．それがいくつか積み重なった時，筆者は発達障害圏を疑うことが多い．以下，発達障害らしさを感じる言動を記してみたい．

●表情や雰囲気

　発達障害をもつ人たちの中には，表情や雰囲気に独特の透明感，純粋さを

感じさせる人たちがいる．不純な部分がない，濁りがないというのだろうか．世間には，オモテとウラ，本音と建前を使い分け，顔を見ただけでは心の中で何を考えているのかわからない人が多い中で，ウラがなくオモテだけで生きている人がもつ透明感である．筆者は，ウラのない人を純度の高い人として尊敬しているが2)，オモテとウラを使い分ける人が多数派である現実社会を生きていく際に，ウラのない人はさまざまな生きづらさを抱えやすい．

また，不安そうな困惑した表情や雰囲気の人たちもいる．この人たちは，周囲からの情報をうまくキャッチできず，困っている．場面や状況を読み取ろうとするのであるが，読めずに困惑している．不安であるし，実に孤独である．こんな人には，特に「解説者」〔第1章(☞p22)〕，「通訳」〔☞ **症例3** (p42)〕が情報を整理して伝えることが支援になる．情報を絞り込むことや，読み取りやすい環境になるように配慮することが大切である．人とつながり，情報が入るだけで，ほっとして，表情から不安と困惑が消えていくことは少なくない．

● **質問にとまどう**

筆者の診察は，「調子はどうですか」「変わりなかったですか」などの言葉で始まることが多い．この最初の挨拶を兼ねた言葉でつまずく人が時々いる．「調子」「変わり」などの漠然とした言葉で尋ねられると，「いつの調子なのか」「調子とは何か」などと厳密に考えて混乱・困惑し，そのため返事に少し間があいたり，無言となったりする．その際は，はっきりと答えられる質問に切り替える必要がある．

事例1

「次回は何時がいいですか」と尋ねた時に，返事が返って来なかった女性は，しばらく経った後，「『早く来い』と思われているのか，それとも『そんなに早く来なくてもいい』と思われているのか」などと考えて，わからなくて困ると説明してくれた．どのような返事が期待されているのかと，彼女は考え，返事ができなくなっていたのである．

自戒を込めてであるが，コミュニケーションの苦手な人に，わかりにくい曖昧なメッセージを送り，その結果として生じた混乱や困惑をコミュニケーション障害と捉えるのはいかがなものか．そもそもは，わかりにくいメッセージを発する治療者側に問題がある．また，一見，スムーズなやりとりにみえるが，実は過剰に治療者に合わせようとしていて，ふさわしい相槌や言葉を選ぶことに集中し，話の内容を全く聞いていない人もいる．

● **隣の人に向かって話す**

　診察室に家族と入室した際に，治療者のほうをあまり見ず，横にいる配偶者や家族にばかり話しかける人がいる．児童・思春期でもそうであるが，成人でも，コミュニケーションが苦手で，その役割を家族の誰かに任せている場合は，家族に話してもらう，説明してもらうというスタンスになりやすい．長年の間に，本人のコミュニケーションを家族が代行するパターンが完成している場合もある．ときには，**症例2**(☞ p38)のように，夫婦漫才ではないかと思うようなボケとツッコミの芸の域まで達している場合もある．

　日常生活や診察室でも，2人で1セットのようになっている場合もあり，必ずしもうまくはいかないが，筆者はできるだけ本人のほうに顔と身体を向けて，少しずつでも本人と直接に会話しようと試みる．

● **タイミングが合わない**

　やりとりのタイミングが合わないことで，発達障害の傾向に気付くこともある．

> 事例2

　20代より双極性障害で通院している男性は，当初よりとても真面目で強迫的な人だと感じていた．対人関係が極度に苦手で，宴会などでも全く話せず，忘年会の1か月前からそれを負担に感じて毎日を過ごすくらいであった．だが，発達障害圏とは，数年の通院中に全く思わなかった．人付き合いの苦手な口下手な青年とは感じていたが，診察室でのコミュニケーションに特に困っている様子がなかったからである．

　しかしある時，診察を終える際にぎこちなく，タイミングが微妙に合わな

いのに気付いた．筆者が「それでは，次回は○月○日ですね．無理をしないで過ごしてくださいね」と診察を終えるつもりで話しても，席を立たない．筆者が，少し不思議そうな顔をすると急に立ち上がろうとする．それが唐突なので，また不思議そうな顔を筆者がすると，また着席する．診察終了の雰囲気が読めず，タイミングが合わないのである．筆者の言葉がわかりづらいのだと感じ，「では，今日はこれで終わりにしましょう」と筆者がはっきり話すようになって，終了のタイミングが合うようになった．このような些細なタイミングのずれも重要である．

● **表情を読み誤る**

診察において，理解しにくいのは治療者の言葉だけではない．治療者の表情や態度もなかなか読みとりにくいものである．

事例3

ある20代の女性が，転院希望でやってきた．前医は筆者の信頼する精神科医だったので，「私は○○先生を信頼できるよい先生だと思うのだけど，なんで，変わろうと思ったのですか」と尋ねてみた．すると，「先生に嫌われていて，先生が怒っているような気がして，怖くなって行けなくなったのです」という返事が返ってきた．「あなたのことを嫌っている？」と尋ねると，「私がいろいろと悩みを話していると，先生が眉間にしわを寄せて聞いている．それを見ていると，『先生は疲れているのかな』『怒っているのかな』『私のことが嫌なのかな』と思って話すのをやめる．そのうち，だんだん行くのが怖くなったんです」ということであった．

前医はきっと女性の気持ちを理解しようと，その言葉に真剣に耳を傾けていたのだろう．その真剣な表情を女性は読み間違えていたのである．このように治療者の表情や態度を読み間違えている人は少なくない．このような読み誤りは，ときに被害念慮に，さらには被害妄想に発展する可能性もあるので，注意が必要である．

話を聞く際には，うなずく，相槌を打つ，合いの手を入れる，相手の話の末尾を繰り返す，などの，相手の話を受けとめたというサインを送りつつ話

を聞く必要がある．無言の傾聴（黙って聞く）は，ときに誤解を強めてしまう可能性がある[3]．

まずは，治療者が自身の言葉や表情や態度を明確にし，読みとりやすいものにするよう心がけたい．

● 言葉と表情・雰囲気の乖離

話を聞く限り，悲観的・絶望的で，自殺まで考えるほど，抑うつ的であるが，表情には抑うつや苦悶はなく，平然としていて，ときには笑顔さえ出るというような，言葉と表情・雰囲気に乖離がある人達がいる．言葉と表情・雰囲気の乖離は，ヒステリーの「満ち足りた無関心」や，うつ病の客観的症状と主観的症状の乖離など，従来の精神障害でも認められるが，発達障害でもしばしば認められるものである．

喜怒哀楽などの感情や苦しいという感覚を自覚せず，突然，自殺企図などの激しい行動に出てしまう人もいる〔☞**症例 35**（p 178）〕．

このような乖離を認める場合には，対応はしんどいほうに合わせるほうがよい．いくらニコニコしていても，抑うつ的なことが話されれば，それを「苦しいでしょう」と受けとめることから始める．いくらケロッとしていても，自殺企図をしたのであれば，「自分ではよくわからなかったかもしれないが，苦しかったのだと思いますよ」と話すことから始める．

しかし逆に，しんどいことを話しながらも，明るい表情が出てくる場合は，しんどいばかりではないと理解できる場合もある．

事例 4

男性が発達障害圏ではないかと思ったのは，男性の手帳を見てからであった．男性はいつも 1 年ダイアリーの手帳にいろいろと記していたのだが，非常に細かい字で，しかも用件ごとに色を変えてビッシリと書き込んでいたのであった．色を変えるために 5〜6 本のボールペンが手帳にきちんと刺し込んであった．軽躁状態で活動性が亢進すると，それを克明に記録するので，書き込みの量が増加し，遠目にも手許の手帳が真っ黒になった．遠くから男性の手帳を見るだけで，精神状態が判断できた．そして，筆者が発達障害圏

を疑ったのは，軽躁状態になると文字の量は増えるのだが，細かい文字の大きさは変わらず，一つひとつの文字が乱れていないことからであった．定型の軽躁状態なら文字が大きくなったり，乱れたり，勢いが出たりなどの形態に変化を伴うことが多い．そのような変化がなく，軽躁気分と文字の形態が乖離していると考えた．

● 発想のユニークさに気付く

事例5

　60代の男性は手先がとても器用な人だった．話の流れで，「あなたは絵も上手なのではないですか」と尋ねたら，「上手です．娘の小学校の宿題で，市で賞をもらった」という．すぐにピンとこなかったので尋ね返したところ，「娘の夏休みの宿題をワシが一生懸命に描いたら，娘が賞をもらった．先生もわかっていたと思うけどな」ということであった．絵が上手な例として，子どもが賞をもらった話が出るのはやはり不自然である．しかし，思わず男性も筆者も笑ってしまった．男性は，この話のおかしさを半分は自覚しており，この話が笑いを誘うことはわかっていたようであった．彼の芸とでも言うべき，独特のユーモアを感じさせるものであった．

　このようにユニークな言葉から，その人の独特の視点に気付くこともある．ユニークな言葉は，ときに気付きを与えてくれたり，「天然ボケ」のように愛される発言になったりすることもあれば，独断的などとして受け入れられないこともある〔☞**症例24**(p132)〕．

● **相手への信頼が生まれるとともに，発達障害らしさが消えることがある**

　主治医に慣れて安心し信頼が生まれるとともに，診察室での発達障害らしさは消えていきやすい．そのため，長年，通院し信頼関係ができている人ほど，発達障害らしさに気付きにくい．発達障害らしさは，コミュニケーションがうまくいかない時に際立ちやすいからである．

　治療者が適切なコミュニケーションに留意し，治療者との関係が成立すれ

ばするほど，コミュニケーションがスムーズになる．発達障害らしさが薄まり，悩み苦しみを話す「普通」の患者のようになる．発達障害らしさが消えていくのである〔☞**症例15**(p95)〕．

● **好きなことや趣味を尋ねることから，話が広がる**

好きなことや趣味を尋ねてみると，こだわりや集中性，注意の転導性や多動性などの発達特性が見えてくることが少なくない．筆者は初診であれば，面接の後半に，好きなことや趣味，得意なことを尋ねる．そこから，予想外の話が展開してくることがある．何が好きか，趣味の数，熱中や没頭の仕方，長続きするか飽きやすいかなど，いずれも大切である．

事例6

ある男性は，20代の頃は，反復性うつ病と診断されていたが，その後，軽躁・躁状態も認めるようになり双極性障害と診断が変更された．尋ねてみると，登山や海外旅行など，非常に多趣味であることがわかった．それも，名山と呼ばれているものを制覇していくような登り方であり，また，必ず一人で行くのであった．抑うつ状態の時は動けなかったが，気分が安定している時，軽躁状態の時に，これらの趣味を楽しんでいた．またそれだけでなく，30代の頃には，資格取得にはまり7〜8種類の資格を取得していた．男性の場合，趣味や資格の楽しみ方を工夫する(お金と時間にいくらか制限をつける)ことによって，双極性障害が穏やかなものになっていった．

好きなことや趣味を尋ねていると，こだわりエネルギーが建設的な方向に向かう時には，何に注がれるかが見えてくる．好きなことや趣味にこだわりエネルギーを注げなくなった時，こだわりエネルギーは，身体の些細な変化や不調〔☞**症例2**(p38)〕，対人関係の微妙な誤解〔☞**症例13**(p87)〕などに注がれ，それが心気症状や，DVなどの執拗な攻撃行動を生み出すことがある．

注意の転導性や多動性が，よい意味での活動性，実行力として表れている場合もある．趣味や仕事で力を発揮していた転導性や多動性が，何らかの事情で妨げられた時に破綻をきたし，精神症状を呈する場合もある〔☞**症例**

33(p170)〕．

　資格をとるのが好きで，一つひとつの資格の獲得に没頭して，たくさんの資格をとっている人もいる．それが就職で有利に働く場合もあれば，自分には合わない資格をとって就職し苦しむ場合もある．

> 事例7
>
> 　40代前半の男性．人付き合いは苦手だが，事務職に就きコツコツと仕事をしていた．30代の頃から，仕事の後に，資格試験の勉強をするようになり，数多くの資格をとった．最後にとった資格は，不動産取引の資格であった．毎日，夜2～3時まで勉強し，それも数年がかりであった．せっかく資格をとったのだからと転職を考え，その資格を活かす職場を考え，不動産関係の求人に応募した．その資格が効いて，不動産関係の就職は全く問題なく，即戦力としてすぐに採用になった．ただ，実際に仕事を始めると男性には窓口対応が難しく，1か月もしないうちにやめさせられることを繰り返した．抑うつ状態が続いていたが，男性がもっていた別の資格（危険物取扱の資格）を活かして，地味な一人仕事に転職し，抑うつ状態は改善した．

3　生活史を読む

1）人生の出来事や生活環境が与える影響

● 学校

　中学・高校では，1日の多くの時間を，同じメンバー・同じ教室で授業を受ける．このような同質性・画一性の高い集団は，その構造の明確さがプラスに働く場合もあるが，社会性やコミュニケーションの苦手が際立ちやすく，同年齢集団への参加困難や孤立をもたらす場合もある．こだわりが，特定のアニメや趣味にはまりこむという形で表れ，それが同年代集団との好みのずれとなって孤立につながる場合もあるが，同じ趣味の友達とつながる契機となる場合もある．また，こだわりは，校則などのルールを過剰に守るという形で表れ，集団のリーダーとして期待される場合もあるが，同年齢集団

の反発を招き孤立する場合もある．

　大学では，スケジュールやルールや秩序が緩み自由度が高まることが多く，また，自分で授業を選択する，自分の考えを発表するなど，自分の判断や考えが求められることも多く，混乱する場合がある．しかし逆に，中学・高校では「変わっている人」と見なされ集団に馴染みにくかった人が，大学の自由な雰囲気や，小さなサークルや同好会の中で，「ユニークな人」「面白い人」と見なされ，友達や仲間を得たり，評価されたりする場合もある．

●就職

　就職すると，新しい集団の中に入り，新しい人間関係を築いていかなければならず，集団参加への緊張や困難が，改めて問題となる場合もある〔☞**症例 31**（p163）〕．

　それだけでなく当初の研修期間を過ぎた頃より，「仕事が遅い」（情報処理のスピードなど），「物覚えが悪い」（話し言葉の理解など），「応用がきかない」（視点の変換や思考の柔軟さなど）などと言われて，注意や叱責が増える場合がある．そのためにさらに緊張が高まり，ますます仕事がうまくできなくなる場合もある．

　休憩時間や仕事の合間の雑談というコミュニケーションがうまくできず，苦しむ場合もある．飲み会や宴会で話ができず，苦しむ人もいる．周囲の人に合わせようと，いつもニコニコして頷いていると「自分の考えがない人」と見なされる場合があるし，逆に思ったことをすぐに口に出し周囲のひんしゅくを買ったり，「空気が読めない人」「皆に合わせられない人」と見なされ孤立する場合もある．前者は，人に合わせるタイプ，後者は自分の考えをストレートに表現するタイプである[2]．

●結婚

　結婚は，異なった物の感じ方・考え方，異なった毎日の過ごし方，即ち異なった文化をもつ 2 人が生活していくことである．例えば，食事を考えてみよう．食事の時間（それぞれの望む食事時間，など）で混乱する人もあれば，食事の内容（味つけ，肉か魚か野菜か，パンかご飯か，など）で混乱する人もいる．食事の時間と内容について話し合い，合わせるだけで，夫婦関係が安

定する場合もある．子どもの育て方や教育方針などの考え方が異なり，その結果，夫婦不和，夫婦げんか，時にはDVや離婚などに至ることもある〔☞**症例7**(p61)，**症例13**(p87)，**症例19**(p113)，**症例43**(p211)〕．

　２人の異なった文化を統一するよりも，異なっているということに双方が気付き，互いの文化を尊重するという姿勢が大切になる．相手の文化を尊重するということは，人付き合いの原点である[2]．そのためには，通訳，翻訳，解説などが必要なことが少なくない．

● 昇進，配置転換

　これらは以前から，古典的なうつ病の発症の状況因の一つと考えられてきた．だがそれだけでなく，発達障害圏の人たちにとっても，昇進・配置転換は負荷となりやすい．

　昇進すると，責任が増えるだけでなく，仕事の全体像を捉え，部下に個々の仕事を依頼し，それらを総合して完成させるという総合力が求められる．細部にこだわり，細部に集中していく傾向の強い人は，限局した仕事においてはもっている力を発揮するが，全体像や総合力を求められることは負担になりやすい．また，部下の気持ちを理解し，人間関係を調整することなどは，苦手な人間関係能力を求められることでもある〔☞**症例33**(p170)，**症例39**(p196)〕．

　配置転換は，新しい人間関係を築き，新しい仕事を覚えていかなければならず，負荷となりやすい．また，どのような人物が上司になるかも大きく影響する．細かく注意・指導したり，仕事にスピードを求めるような上司になると，急速に不安・緊張が高まる場合がある．

● 事故

　交通事故などの，想定外の事故，不意打ち[4]は，予想外であるだけでなく，日常生活の枠組みを壊すものであり，それだけで不安・緊張のレベルを上げやすい．被害者であっても加害者であっても，その後の相手や保険会社との交渉は負担になりやすい．それらは，事故による身体の不調を継続・増悪させたり，事故の処理への不安を高めたりする場合がある〔☞**症例47**(p232)〕．

● 身体の病気

身体症状はそれ自体が苦痛や違和感を伴うものであり，些細な身体の変化に注意が集中するようになり，心気症や身体表現性障害，慢性疼痛性障害などに発展する場合がある〔☞**症例2**(p38)〕．

身体の病気で医療機関を受診すると，病気や治療の説明や指示などがなされるが，それらは刻々と変化するものであり，その言葉も日常生活のものとは異なる．普段から人に合わせていくという姿勢の強い人は，医療関係者の説明や指示にいつものように合わせてハイハイと頷くが，実際にはそれがどのような意味なのかわかっていない，ということが起こりやすい．ある時点で，大きな自己決定を求められた時，それまでの説明を理解できていなかったために，パニックになり混乱してしまうこともある〔☞**症例21**(p119)〕．

いずれにしても，医療スタッフには，説明や指示をできるだけ簡潔でわかりやすいものとすることや，紙に書いて理解を助けるなどの工夫が求められる．

● 「保護者」を失う

発達障害圏の人は，その社会性やコミュニケーションの苦手さを，親や配偶者，ときには上司などが，「保護者」のようになって補い，何とか生活している場合がある．本人が40代・50代に至った時に，「保護者」的な役割を果たしてきた人が高齢などで支えられなくなり，危機的となることがある〔☞**症例9**(p70)，**症例23**(p128)〕．「保護者」まででなくても，40代・50代の発達障害圏の人は，周囲の人から大なり小なり良い支えを得ていることが少なくなく，それらの人が何らかの事情で支えられなくなった時に，心理的に追い詰められていく場合がある．

逆に言えば，支援においては「その人を支援する人」を見つけ出す，作り出す，という視点がとても大切になる．

● 退職・定年退職

退職は「専門技術者」「職人」などとして，もっている才能を活かして仕事に集中して働いてきた人にとっては，集中してやれることを失う体験でもある．いくつかの症例でも述べたが，仕事に向けられていた「こだわりエネル

ギー」は，その対象を失い，身体の不調や対人関係やアルコール飲酒などに向けられ，破綻することは少なくない．身体の不調へのこだわりは，心気・抑うつ症状をもたらし〔☞ **症例2**(p38)〕，夫婦で過ごす時間の増加は配偶者の言動への不満・怒りとなり夫婦関係に危機をもたらし，アルコール飲酒は急速にアルコールの乱用や依存に発展することがある〔☞ **症例33**(p170)〕．

● 認知機能の低下

徐々に進行していく認知機能の低下は，それまでは何とかカバーされていた発達障害傾向を顕在化させることがある．社会性・コミュニケーションの障害やこだわりは，発達障害にも認知症にも認められるものであり，両者の鑑別はなかなか難しいが，認知機能の低下により発達障害が顕在化したと理解するほうが治療や援助に役立つ場合がある〔☞ **症例37**(p187)〕．

2) 社会や仕事の変容の中で追い詰められる

第一次・第二次産業から第三次産業への移行という大きな流れの中で，農業，漁業，林業をはじめとする自然と向き合う仕事や，職人や技術者が活躍できる仕事が減ってきた．それと同時に人と向き合う仕事が増え，対人関係能力が求められるようになった．それだけでなく社会の中の確固たる規範の喪失，年功序列から成果主義への移行などの価値観や文化の変容などが，発達障害圏の人たちを生きづらくさせている．

そのような社会の変容の中で，第一次・第二次産業から第三次産業へとやむなく転職せざるをえなくなり，追い詰められて，精神症状を呈する人もいる．それだけでなく，青年を診ていても，現代社会の中に，自分を活かす仕事や場所をうまく見つけられない人は少なくなく，改めて社会の中に残っている第一次・第二次産業を見つけることが支援になる場合もある〔☞ **症例11**(p79)〕．

また，同じ職場に長年勤務している場合でも，仕事の質の変化(例えば，昇進し，部下の世話や人間関係の調整が求められる，など)や仕事の量の変化(例えば，効率と生産性の向上を求められる，など)によって，精神症状を呈する人たちもいる〔☞ **症例22**(p124)，**症例33**(p170)，**症例47**(p232)〕．

事例 8

　発達障害傾向をもち，20代から双極性障害の波を呈しながらも，検品部門で働いていた男性が，40代になって，抑うつ状態が深刻になり休職を繰り返すようになった．仕事について尋ねてみると，検品部門のスタッフが人員削減で年々減り仕事量が増えただけでなく，ダブル・チェック制度が導入され，自分の仕事を中断して他人の検品結果をチェックしなければならなくなった．そのため，自分の検品作業に集中できず混乱し，抑うつ状態に陥ったのであった．

3）生活史の軌跡

事例 9

　20代男性は，小学校の終わり頃から急に不登校となり，中学には全く登校せず引きこもっていたが，高校から急に登校するようになり，そのまま大学に進学した．元気に大学生活を送っていたが，就職試験に失敗し，それ以後，発語がなくなり引きこもってしまった．家族とほとんど口をきかなかったが，家事の手伝いや買物などはしていた．その数年後，男性は急にアルバイトを始めた．まじめな仕事ぶりで職場でも評価され，家族を驚かせた．

　別の20代男性は，小学校は3年・4年と不登校，その後5年生からは普通に登校し始めたが，中学校3年間は，再び全く登校しなくなった．その後，高校，大学は普通に通い，社会人になって大企業に勤務したが1週間でやめた．それから3年間，家に引きこもった後，家族的な小規模な会社に勤務し，元気に仕事をしている．

　生活史を聞いていると，2人には，元気に勉強や仕事をしている時期と，家に引きこもっている時期があった．行ったり行かなかったりという，迷いの時期が，少なくとも周囲の人にはわかりにくく，行くか行かないかどちらかになっていた．2人とも，学校や職場に行っている時は「普通」に見え，行っていない時には「発達障害らしく」見えたのであった．

> **事例10**
>
> 　20代から30代にかけて，時折，相談にやって来たある男性は，寡黙でほとんど話すことはなかった．軽度の抑うつ状態で，ごく少量の抗うつ薬を処方すると改善し，その後，数か月から1年余り通院が中断するということを繰り返していた．ある時，男性に趣味について尋ねた時に，男性は「ダイビングが好きで，日本のダイビングスポットはほとんどに潜り，外国のスポットにもたくさん行っている．海外旅行も好きで，年に何回か行っている．自分のペースで動きたいので，どれも一人で行っていた」と話し，驚いた．受診しない時期は，軽躁状態で活動的で，男性なりに旅行やダイビングを楽しんでいたのであった．それだけでなく，何かに没頭するとそれをやり続けるという特徴があり，いくつかの難しい資格をもっているということもわかった．趣味を聞いて初めて，発達障害傾向がわかり，さらに双極性障害であることがわかった．

　その人の個性・特性とその人の意志や願いと，人生の出来事や環境の変化が，それぞれに影響し合いながら，その人なりの人生の軌跡，生活史を描いていく．成人の発達障害圏の場合には，突然の転職や引越・転地，長期間の引きこもりと復帰の繰り返しなど，その生活史は急激な変化や起伏，ときには断絶を伴うものとなりやすい．なだらかに変化するというよりも，カクカクと凸凹状の軌跡を描きやすい．転職や転地などに「迷う」という時間が短く，周囲があっと驚くような転職や転地をしたりする．100か0かという思考になりやすく，迷いや悩みを自覚しにくいということに関係しているのであろう．

　逆に言えば，急激な変化や起伏に富む生活史を聞いた時，筆者は，双極性障害か発達障害の可能性を考えるようにしている．また双極性障害の背景に，発達障害があることも少なくない．

4 診断において留意すること

1) 症状や状態は,「反応性のものではないか」と考えてみる

　成人の臨床において発達特性に目を向けるようになって,精神病状態などの重い状態の場合でも,発達特性に何らかの負荷が加わった際の「反応性の状態」の可能性はないかと考えるようになった.発達障害的な特性をもっていると,環境の変化や負荷に反応するように幻覚や妄想などの精神症状が出現し,変化や負荷がなくなったとき,精神症状が消失することがある.幻覚や妄想,ときにはシュナイダーの一級症状さえもが,反応性に出現するのを経験する.

　環境だけでなく,本人の内的な意志や願望が症状を形成することもある.何とか頑張って現状を変えようと気持ちが,例えば,軽躁状態,躁状態をもたらすこともある.

2) 反応性を疑うポイント

● 負荷や変化と精神症状との間に,時間的な一致が見られる

　出来事と精神症状との間に関連があれば反応性を疑いやすいが,時間的には一致しているものの,全く関連がないような症状となって表れることがある.だが,周囲の人からは関連がないように見えても,本人の立場からすると関連のあることが少なくない.

　特に,発達障害の反応は,周囲の人が考えているものとは異なった状況に反応している場合が多いので注意が必要である.例えば,**症例23**(☞ p128)は,母親の病状の悪化に反応したように見えたが,母親の入院に伴い病室に見舞いに行き,医師や看護スタッフとの接触が増えたことに反応したものと考えられた.そのため,母の死後は,ほとんど混乱することなく,家庭でひっそりとした生活を続けたのであった.社会性やコミュニケーションの困難という発達特性に,人との接触の増加と負荷がかかった時に,関係被害妄想や幻聴が出現したのである.このように,何が負荷となる状況かは,もっている発達特性によって異なるのである.

●**精神症状が，急速に表れ，消退する**

　負荷がかかった時，危機的な時に，発達障害や精神障害は顕在化するが，負荷や危機がなくなった時に，それらは改善する．ときには消えてしまうこともある．福田正人が「一過性の発達障害」5)と指摘しているように，成人においては，一過性に発達障害が顕在化し消退する場合が稀ならずある〔☞**症例 15**(p95)〕．同様に，精神症状が顕在化し消退する場合がある〔☞**症例 8**(p65)，**症例 28**(p150)〕．入院した途端に症状が消失する例〔☞**症例 23**(p128)〕なども，しばしば経験する．

●**精神症状が人や場面によって異なって表れてくる(場面性，状況依存性)**

　診察室の姿と，家族の前の姿と，職場の姿など，場面によってその姿が異なることがある．人は誰でも，目の前の人との関係やその場の雰囲気によって現れる姿が異なるものではあるが，発達障害においてはその傾向が強くなり，ときには全く異なった姿が現れくることがある．**症例 4**(☞ p48)のように，主治医の前では，10 数年ほとんど話さず笑顔を見せない人が，おい，めいと遊んでいる時や作業所の中では話し笑顔を見せている場合がある．また，特定の家族が刺激となり，その人物との言い争いが躁状態をもたらし，逆にその人物と離れると躁状態が落ち着くという，不思議な躁状態などもある．筆者は，場面性や状況依存性が強い精神症状を診た時，基底に発達障害がある反応性の可能性を疑う．

●**精神症状と日常生活の間に乖離がある**

　幻覚妄想があり不安や恐怖が強いのではないかと思うのに，意外に淡々と日常生活の話をしたり，自分の趣味や好きな話題になると笑顔さえ出てくることがある〔☞**症例 14**(p91)，**症例 23**(p128)，**症例 45**(p225)〕．幻覚妄想があり家から外に出るのは怖いはずなのに，意外に平気に買物に行っている，などである．

　精神症状は顕著なのに，冷静に話をする，普通の生活を送っているなど，精神症状と日常生活との間に乖離がある場合，筆者は基底に発達障害がある反応性の可能性を疑う．

● **病像と経過が非定型・非典型である**

　病像が非定型で多彩になりやすい．横断的には，不安，抑うつ，強迫，解離，食行動異常などの複数の精神症状を同時に呈しやすく，そのため，診察医によって異なった診断名が付きやすい．縦断的には，年単位で双極性障害→統合失調症→強迫性障害などと診断名が変わりやすく，ときに初診医の治療経過などを読むと全く異なった診断であったりする．

　横断的にも縦断的にも，非典型・非定型なのである[3]．そのため，非定型・非典型な病像を診る時は，発達障害的な特性を基盤にもつ反応性の可能性も考える必要がある．

3）従来の精神障害と発達的な要因が混じる

　実際には，発達障害的な特性を基盤に反応性に出現する病像と，従来の「内因性」の病像との鑑別が困難な例は少なくない．だが，それを厳密に鑑別する意味があるのだろうか．少しでも質の良い精神科医療を提供するという点から考えると，両者を鑑別するのではなく，例えば「統合失調症と診断しておくが，発達障害的な特性もいくらかもっている」などというように，両者が混じっているという捉え方をするほうが現実的なように思う．

4）複数の人と場の情報を総合して考える

　筆者は，複数の人と場の情報を得る機会が増えるにしたがって，診察室での，目の前の患者の姿は，患者のあくまでも一面であると思うようになった．診る人によって，患者は異なった姿を現すし，同じ診察室でもその姿は異なる．

事例 11

　聴覚障害に基づく反応性精神病と考えていた20代前半の男性は，苦しくなった時に受診し，しばらくするとすぐに通院を中断するということを繰り返していた．周囲の人が自分の悪口を言うという幻覚妄想を認めたが，それ

は職場が主体であり,町中や家では全く症状は認めなかった.ただ,中学校頃より,家庭内で激しく荒れることを繰り返しており,親の理解のなさが影響しているように感じていた.だが,筆者が不在のとき緊急受診をした男性を診た代診医から,後日「先日,先生の患者さんのアスペルガー症候群の青年が,急に混乱して来られました」と聞いて驚いた.「アスペルガー症候群の青年?」と聞き返すと,「こだわりが強く,パニックになって荒れていたようですし,対人関係も苦手で被害的になりやすい方ですよね」と話してくれた.代診医は一瞬にして発達障害圏と感じたが,筆者はその指摘を受けるまで,全くそう感じていなかったのである.

事例12

20代前半の男性.「そこに物があるのかどうか不安になる」などの強迫観念で,1年余り通院したが,口数も表情も表出が乏しかった.症状の改善がなく,昼夜逆転がちの引きこもった生活が長引いたため,外来医が入院を提案した.入院時,「強迫性障害の範囲,発達障害はないと思う」と外来医は病棟医に申し送りした.ところが,男性は入院直後から,看護師や他の患者に,本当に顔がくっつくほどの至近距離で話しかけた.距離が極端に近く,話題も唐突,不自然.男性は,「僕は人と会うと,いつも積極的に近づくようにしています」とニコニコしていた.さらに,翌日,SSTの見学の際,「初めてだから,まずは見学をしましょう」と説明していたが,気付いてみるとSSTの輪の中に入って発言していた.入院してはじめて,対人的に適切な距離をとることができない発達障害圏の人であることがわかった.

このように,人や場面で,患者の表す姿は,大きく変化する.これまでの診断は,家族や職場の情報を参考にはしたが,何よりも診察室で,目の前の患者を診察することが重要視されてきた.もちろん,それは基本的にとても重要なのだが,それだけでは不十分である.これからの診断では,家族や学校や職場での情報が,とても重要になってくる.前述したように,人や場面で表れる姿が異なってくるのであり,自分の目の前の患者の姿と,異なった場面の姿を総合して,はじめてその人を理解することが可能になる.そうい

う意味では，いろいろな人や施設との連携がこれまで以上に求められている．

5) 生活と生活史を聞いていると，発達特性が見えてくる

診察は，①診察→②診断→③治療，と進んで行くが，より日常診療に則して言うと，①主訴や症状の把握→②現病歴→③生活史（発達歴）→④診断・理解→⑤治療，と進む．それも，行きつ戻りつしながら進んでいくことが多い．その際，特に生活史は大切である．そこに，どのような人生を生きてきた，どのような人なのかという，その人らしさが表れ，また診断という意味でも多くのヒントが隠されている．

転職が多い生活歴の場合には，転職の理由も尋ねておきたい．「職場の雰囲気が悪く，みんなに冷たくされてやめました」などという場合には，その言葉どおり雰囲気の良くない職場の場合や，職場にうまく溶け込めずそれを被害的に捉えている場合など，さまざまな可能性がある．だが，同じ理由で数か所の職場をやめている場合には，集団の中に入るのが苦手であることが想像される．さらに歓迎会や忘年会，職場の同僚との食事などについて尋ねると，「宴会は苦痛で，できるだけ出ないようにしていました．じっと黙っていると，何か面白いことを話せと言われてつらかった」などと，つらさが具体的にわかることもある．

事例 13

30代男性は，いくつかの仕事に就いたが，いずれも上司や同僚とうまくいかずトラブルが生じ，短期間でやめていた．男性にはそのつもりはなかったが，男性の話し方や態度が無愛想で生意気なように感じ取られたためだったようである．ある時，世話好きの親方に出会い，男性は電気工事を始めることになった．先輩の仕事を見て勉強しなさいと言われたが，自分で独自の電気工事のやり方を開発した．元々，手先は器用で，学校でも工作や技術は得意でほめられていたという．同僚は，男性の仕事を見て「こんなやり方があるのか！」と驚くという．男性はトラブルがあるとしばらく休むということを続

けていたが，親方が粘り強く声をかけてくれて，仕事を続けている．
　親によると「育てるのがすごく難しい子どもで，こだわりがすごく強く，幼い頃から，一人でいるほうがよかった．突発的な行動が多く，思いどおりにならないと不機嫌になった．小学校の時に，ソフトボールの試合中，『ボールがずっと飛んでこないから，帰ってもいい』と思い，家に帰ったことがあった」と言う．

事例 14

　40代男性は，配送業をいくつか転職していた．車に乗って宅配便を届けて回るという仕事で，「自分はじっとしているのが嫌いで，動いているのが好きだから，宅配は合っているし楽しかった．車に乗っている時はいいのだけど，営業所に戻ると同僚とトラブルになってうまくいかず，何回か会社を変わった」と述べた．その話を聞いて，ADHD傾向をもつ自閉症スペクトラムの可能性を疑った．

　丁寧に生活と生活史を聞いていると，その人の発達特性が，生活史上の出来事の背景に透けるように見えてくる．そして，現実社会のどのような場所であればその人がその人の発達特性を活かして生きていけるかが，ぼんやりとではあるが見えてくる．

6）「瞬間最大風速」で診断しない

　診察時には，精神症状を認めたり，発達障害らしく見えたりして，生活や仕事に支障をきたしている場合でも，生活史をよく聞いていると，それまでの人生に，比較的順調な時期，平穏無事な時期があることは少なくない．その順調な時期について聞いてみると，「普通」の口下手だが真面目な人であったりして，発達障害らしさは負荷や危機に対する反応と考えたほうがよい場合がある．その時点の発達特性と，幼小児期の発達歴だけで判断しないという姿勢が重要となる．現在の特性と発達歴の間にある，生活史こそが重要になる．

現時点(現症)の「瞬間最大風速」的な症候と発達歴で診断することは危険である．診断が現在の特性を固定してしまう可能性がある．両者の間にある，生活史を丁寧に尋ねることが大切となる〔☞ **症例 15**(p95)〕．

5 治療や支援において留意する

1) 正確なコミュニケーションを心がけるのが基本である

発達障害をもつ人は，その社会性やコミュニケーションの苦手さのために，周囲の情報を的確にキャッチできなかったり，また自分の気持ちや考えをうまく言葉で表現できなかったりすることが多い．そのため，社会の中で家庭をもち就業している人でさえも，人と気持ちのやりとりを通してつながるという体験をもてず，心理的に孤立し，孤独感をいだきやすい．まして，家に引きこもっている人の孤立と孤独感は想像を超えたものがある．

その際は「何を」話すかよりも，まず「何か」について言葉でやりとりをするということが大切になる．自分の言葉が相手に伝わる．そして，相手から返ってくる言葉を受けとめることができる．このような言葉のキャッチボールを繰り返し，人とつながるという体験を実感できることが治療や支援，そして人への信頼を育む基盤になる〔☞ **症例 3**(p42)，**症例 18**(p107)，**症例 29**(p154)，**症例 30**(p158)，**症例 36**(p182)，**症例 41**(p203)，**症例 44**(p219)〕．

2) 発達障害の人は，人を求めている

発達障害の人は，一人を好むように思われている．本当にそうだろうか．確かに長年引きこもっている人に会うと，一人でいるほうがよいように思える時もある．実際，「一人でいるのが好き．友達は要らない」と話す人もいる．だが，よく言動をみていると，自覚しているかどうかは別にして，彼らの中に人を求める気持ちが動いているのに気付く〔☞ **症例 21**(p119)〕．

> **事例 15**
>
> 　不登校ではじまり，20年余り，家に引きこもっている30代の女性は，時々プチ旅行に出かける．知らない町をガイドブックで調べ，スケジュールを綿密に決めて旅行に出るのだが，土地の食堂に入って「一見さん」の会話を楽しんでいる．「1回限りだと思うと，安心して話ができる」と言う．

> **事例 16**
>
> 　長距離トラック運転手になり，人に束縛されず，遠方の土地に行くのを好んでいた発達障害の男性は，「自分は人と一緒に仕事はできない．長距離トラックの運転しかできない」と言っていた．だが，彼の楽しみは，サービスエリアで，顔見知りになった数人の運転手仲間と食事しながら話すことであった．短時間，話して別れるというのが，彼には合っていたのである．

　2人とも，接点の少ない人とのコミュニケーションを楽しんでいた[3]．

　発達障害の人は，「友だちを切実に求めているが，うまくいかずに困っている」と捉えることが，治療的・支援的になるのではないだろうか．しかし，不用意に人が接近してくることは，しばしば彼らの不安や恐怖をかきたてやすい．だから，誰かが話しかけたり関わったりすることは，無前提によいわけではない．だが，配慮された穏やかな，非侵襲な関わりによって，少しずつ変わりはじめる人は少なくない．

　発達障害をもつ成人への精神療法の出発点は，人との関係に悩んだり苦しんだりしつつも，そして人とつながることがすぐには難しいとしても，その人が人とつながりたい気持ちももっていることに治療者側が気付き，それを伝え，それを共有することではないだろうか．実際には，人への不信から関わりを拒否している人，信と不信の間で揺れ動く人などに，その気持ちを理解しながら，不要に脅かすような接近は避け，粘り強く関わり続ける，というごく平凡なものである．さらに治療者とのつながりを原点に，人とのつながりを一つひとつ増やしていくというものではないかと思う．

| 3)「…だけども，…でもある」とつないでみる

> 事例 17
> 　ある男性は大きな決断を求められたとき，「○○ということにします」と言ったかと思うと，数時間後に「○○はしません」と反対のことを話した．しばらくすると1日置きに考えが変わるというように変化したが，いずれの時にも一つの考えを話す時には，もう一方の考えは自覚されていないようであった．男性は白と黒の両極を行きつ戻りつしながら，自分の結論にたどり着いた．だが，男性には自覚的な迷いはなかった．言動は両極の間を揺れ動くのだが，迷っているという自覚はなかったのである．

　このように，自分の内にある2つの考えの一方を自覚して他方を自覚しない人は少なくない．筆者は乖離した2つの表現が表れ，どちらか一方の感情を自覚していない場合には，「毎日とても苦しくて，もうどうにもならないと感じている．だけど，時にふっと，何とかなると感じる瞬間もある，というような感じですかね」などと，乖離した両者をつなぐように話している．必ずしも同意は得られないが，それで構わない．押し付けがましくなく，伝えることが大切である．それが，やがて自覚された迷いの種になるのではないかと思う．

| 4)「ところで，…」と視点を変える

　病棟のカンファレンスや多施設でのケース会議などは，問題行動や精神症状を契機に開かれることが多い．そのためミーティングのはじめは，問題や短所が話題になり，それに対してどうするか，という議論になりやすい．どちらかというと，ネガティブな側面が注目され，共有される．それなりに結論は出たとしても，それは問題への対策であり，それだけでは，人が集まった価値がない．

　筆者は，ミーティングの後半で，「ところで，この人の良いところはどんなところだろうか」と話を転ずるようにする．それぞれの人が感じている良

い面，良い表情や笑顔が出る瞬間を話してもらう．あの人の前では良い笑顔が出る，あの場所に行くと生き生きするなどのことがわかり，その情報を共有することが大切になる．それが本当の意味での連携だと思う．

治療や援助は，その人の良い笑顔や生き生きとした表情が出る方向に向かうものではないだろうか．

5）薬物療法を考える

● 頻回の薬物変更は混乱をもたらすことがある

事例 18

50代後半の男性．抑うつ状態で，2年ほど通院していたが，最近抑うつ状態が悪化し，入院希望ということで紹介されてきた．長年，大企業に勤務し，専門職として，一人で税務処理の仕事をしてきたが，方針が変わり複数体制で仕事をするようになり，コミュニケーションがうまくいかず，抑うつ状態になったという経緯であった．最初のクリニックの精神科医は，1年の間に1剤の抗うつ薬を徐々に増量したが，改善が見られなかった．そのため，知人に紹介されてクリニックを移ったということであった．2人目の精神科医には，2週間に一度の間隔で受診したが，症状を訴えると毎回抗うつ薬ががらりと変更になっただけでなく，種類も増えたらしい．しだいに「自分の身体が，自分の身体でないような気がする」ようになり，混乱し抑うつ状態を強めていった．便秘，めまい，ふらつきなどの，身体の不調も強まり，「自分は死んでしまうのではないか」と考えたという．薬に対して強い不信感をいだいての受診であった．それ以外に大きな環境の変化はなく，短期間，頻回の薬物変更が混乱と増悪を招いたと考えた．

発達障害圏の人が，頻回の薬物変更に混乱し，精神症状が増悪することは稀ではない．そもそも感覚過敏があり，変化にも敏感な人が多いので，薬の変更自体が混乱を招きやすく，さらには服薬した際の内的感覚の変化にも混乱しやすい．その結果として，薬の服用や変更の拒否などが起こる場合もある．薬の効果と副作用，そして処方計画などを説明し，見通しがもてるよう

な薬物療法を行うことが求められる．短期間・頻回の薬物変更とならないように心がけたい．

● **薬の変更ができなくなることがある**

逆に，同じ処方を続けていると，薬の変更に対して強い不安が生じ，変更できなくなる場合がある．薬が変わるということ自体が不安であるし，薬が変わると調子が悪くなるのではないかという不安もあり，薬を変えられなくなるのである．実際に変薬や減薬をすると，それだけで不安そうな表情となり，すぐに症状悪化が訴えられ，薬を元に戻すことになりやすい．変えた薬の効果がどうだったか，減量（増量）してどうであったかがわからない．そのため，本当に役立つ薬や薬量がわからなくなってしまう．

薬を変更する際には，充分な説明が必要である．筆者は薬を変更しようと思う時には，時間をかけるようにしている．「調子が良い状態が続けば，来年になったら，この薬を半錠に減らそうと思っていますが，どうですか？安定したら少しずつ減らすことが，長い目で見たら必要なように思います」などと，まずは先の予定として話す．「もう1か月この薬を飲んで，やはり苦しいのが変わらないようなら，来月は，○○という薬に変えてみようと思っています．○○のほうが，意欲を出すのを応援する力が強いと言われています．どうでしょうか」などのように，考える時間をもってもらうようにすると不安が減るように思う．そして，次の機会に，本人なりに納得がいっているかどうかを確かめて，変薬，増薬，減薬などをする．できるだけ，不意な薬の変更は避けたい．

● **短期処方，少量処方ができないか**

幻覚妄想などの精神病様症状を呈していたとしても，反応性の要因が強いと考えられる場合は，治療は環境調整などが主となり，薬は補助的な位置付けになる．筆者は，症状が改善・消失した時には，速やかに薬の中止を含めて検討する．もちろん徐々に減薬し，状態を診ながらであるが，ときには薬を全くやめることもある〔**症例16**（p101），**症例25**（p137）〕．ただし本人と家族には「何か不調を感じたら，その時は短期間，薬を飲んだほうが楽だと思う」と話すことが多い．**症例12**（p83）のように，長期間安定した時期の

後に，出来事に反応するように出現する亜昏迷状態に，長期間処方することは望ましくないと考える．しんどくなり始めた時，できるだけ早く受診してもらうことのほうが大切である．

精神症状が顕著な時でも，適切な薬量は個人差が大きいという印象を筆者はいだいている．ごく少量処方がよい例も確かにあるが，最大量まで処方することもある．至適用量については今後の経験の集積や研究が待たれるところである．

いずれにしても，感覚過敏・知覚過敏の対象が，薬の作用・副作用にも向かいやすいと考え，少量投与，単剤投与から始めることが望ましい．薬の作用・副作用による混乱はできるだけ避けたいものである．

6）医療につなげることが適切か

自覚的にしんどい時期の通院は必要であり，適切である．だが，通院の必要性がよくわからない漫然とした通院は避けたいものである．本人が社会の中で本人なりにやれている時は[6]，通院は早めに終結することも考えたい．発達障害は障害でもあり個性でもある[2]．成人期の場合，発達障害をもつ人が社会の中で生きていくのに困難を抱えたとき，それが精神症状であれば精神科の治療や援助が必要となるかもしれないし，またそれが生活上のものであれば福祉サービスが必要となるかもしれないが，その人がその人なりに社会で生きている場合には，治療や援助は不要であり，不適切である．それよりも「困った時に，相談に来院するように」と伝えるほうがよい．原則は，悩んだ時，危機的な時に利用してもらうことではないかと思う．

7）先達（日本の精神病理学）から学ぶもの

1970年代から1980年代にかけてのわが国の精神病理学的研究は，成人期の発達障害臨床においても有用な示唆を与えるものが多い．

中井久夫の「焦りとゆとり」[7]は，発達障害圏においても有用である．焦りは発達障害や精神障害を際立たせ，ゆとりはそれらを改善させる．「この子は，慌てるとダメなんです」と言った親の言葉が忘れられない．安永浩の言

う「不意打ち」[4]に弱いことも共通している．また，土居健郎は「オモテとウラの精神病理」の統合失調症の人にはウラがない[8]と指摘しているが，これは，発達障害圏においても同様である．これらは，統合失調症の精神病理・精神療法において，多くの人の知るものであるが，実際には発達障害圏の治療や支援にあたっても極めて有用である．

8）得意を活かすピンポイント

40代，50代になって破綻をきたし受診してくる発達障害傾向をもつ人たちを診ていると，社会の変容の中で，安心できる自分の仕事や居場所を奪われたのではないかと思える人が少なからずいる．一臨床医に，社会の変容をくい止める力などはないのだが，この人に安心できる場所はないか，この人に合う場所はないか，といつも考える．そう思って現代の社会を眺めると，意外なピンポイントの場所が見つかることがある．ケース・カンファレンスやケア会議はこのようなピンポイントの場所や機会を探すためのものと考えると，より意義深いものになると思う〔☞**症例11**(p79)，**症例31**(p163)，**症例46**(p229)〕．

6 おわりに

このように記してくると，発達障害の傾向をもつ人の診療は，これまでの診療と基本的には変わらないのではないか，と読者の皆様はお感じになられたのではないかと思う．実際，そのとおりだと感じている．一言でいえば，一人ひとりに合わせた丁寧な臨床ということに尽きる．

その人のもって生まれた特性を考えること，症状を特性と環境の反応性のものと捉えられないかと考えてみること，特性自体も反応性に際立つことがあること，特性は変えようとするよりも折り合うとか活かすという発想が大切になること，そしてその人の毎日の生活が，そして人生が少しでも豊かで潤いのあるものとなることなど，臨床の基本的な視点は変わらない．

近年の精神科臨床では，生物学的要因，心理的要因，社会的要因の3要因へのバランスのよいアプローチの必要性がいわれている．これはすべての精

神疾患について重要なことであるのだが，発達障害においては，対応に苦慮する一見激しい精神症状が社会的側面への介入で劇的に改善する例があるなど，他の精神疾患以上に3要因へのバランスのとれた対応が必要であり，奏効もしやすい．また，発達障害特性をもつ例では「反応性」の病像を伴いやすく，それが特徴でもあるのだが，この「反応性」とは生物，心理，社会の3要因の相互作用が非常に強いことの表れでもある．さらに，本書に示したように，事例の個別性を理解することが治療上極めて重要である．そういう意味で，これまで発達障害は，精神医学の中の片隅の特殊な領域だとされてきた感が否めないが，実は「発達障害臨床こそが精神科臨床の基本である」と考えられないだろうか．

　いくらか前述したが，筆者には，これまでの成人精神医学が定型発達の人の精神医学のように思えてならない．カナー型の古典的自閉症は，従来の精神障害とは別のカテゴリーのものと捉えられ，両者の中間は想定されていなかった．定型発達の人が呈する病像と経過を定型・典型とし，それに当てはまらないものは非定型・非典型と考えられた．非定型・非典型が少数であった時代は，その言葉も適切だったかもしれない．しかし，非定型・非典型な病像と経過が増えてきたと感じる現代ではどうか．少なくとも筆者らの臨床の場である総合病院精神科では，非定型・非典型な病像と経過のほうが，定型・典型なものよりも増えてきている．そのいくらかは，基盤に発達障害傾向をもつ人たちである．

　人を見る際の視野を，定型発達から発達障害へと広げたらどうだろうか．定型発達から古典的な自閉症までを連続したスペクトラムと考え，発達障害傾向をもつ人たちが呈する（これまでよく理解できなかった）非定型・非典型な病像や経過こそが，発達障害や境界群にとっては，定型・典型の病像と経過と考えたらどうだろうか．それは，これまでの成人精神医学に大幅な変更を求めるものになるであろう．さまざまな定型・典型があると考えると，精神医学は，一人ひとりに即した発達や病像や経過を考えなければならなくなる．そしてその時，はじめて現代社会の中に生きている多くの発達障害や境界群の人たちが呈する精神症状に対しての，適切な理解と治療・支援が可能

になるのではないかと思う．

文献

■ 引用文献
1) 青木省三：時代が締め出すこころ．岩波書店，2011
2) 青木省三：ぼくらの中の発達障害．ちくまプリマー新書，2012
3) 青木省三：精神科治療の進め方．日本評論社，2014
4) 安永　浩：境界例の背景．精神医学 12：492-499，1970
5) 福田正人：改訂新版　精神科の専門家をめざす．星和書店，2012
6) 本田秀夫：子どもから大人への発達精神医学．金剛出版，2013
7) 中井久夫：分裂病者における「焦慮」と「余裕」．精神神経学雑誌 78：58-65，1976
8) 土居健郎：オモテとウラの精神病理．分裂病の精神病理 4：1-20 東京大学出版会，1976

■ 参考文献
・神田橋條治：発想の航跡．岩崎学術出版社，1988
・清水將之：子どもの精神医学ハンドブック第2版．日本評論社，2010
・杉山登志郎：自閉症の精神病理と治療（杉山登志郎著作集1）．日本評論社，2011
・滝川一廣，佐藤幹夫：「こころ」はどこで育つのか　発達障害を考える．洋泉社新書，2012
・中井久夫：精神科治療の覚書．日本評論社，1982，新版，2014
・広沢正孝：成人の高機能広汎性発達障害とアスペルガー症候群．医学書院，2010
・村上伸治：実戦心理療法．日本評論社，2007
・村瀬嘉代子：新訂増補　子どもと大人の心の架け橋．金剛出版，2009
・山下　格：精神医学ハンドブック第7版．日本評論社，2010

あとがき

　本書が作られることになったのは，医学書院から青木に対して「成人の発達障害の本を作りたいので編者となって欲しい」という依頼があったことが始まりである．青木としては，成人の発達障害について詳しい研究者や治療者を全国レベルで選び，原稿割り振って執筆依頼を出す，という通常の方法をまずは考えた．だが，そのような類書は既にいくつも出版されている．そして，そのような本が，現在の我々の臨床現場の実感に十分に合っているのだろうか，という疑問がそもそも我々にはあった．

　精神科の一般外来には，幼少期からしっかり診断され療育を受けている発達障害の成人が来ることは少ない．多いのは，表面的には抑うつや不安などが主症状だが，よく見ると発達障害がベースにありそうなものの，診断するほどではなさそうなグレーゾーンの人たちである．そして，成人の発達障害に徐々に慣れてくると，発達障害ではないと思っていた自分の患者の数％が，いや数十％が実は発達障害特性を持っていると気づくようになる．その際，発達障害だと明確に診断できる例や，既に診断されていた例をモデルにして執筆された本は，今ひとつ助けになりにくい．「詳しい心理検査が必要ならば当院では無理だ」となってしまいやすいし，灰色の事例にどう対応したら良いかに十分答えた類書はまだない．

　さらに，灰色事例は非常にバラエティに富んでいる．「発達障害は全例，以下の様にすれば良い」という対応はなかなか成功しない．本人の特性をしっかりと捉えたときに打開策が見えてくることが多い．「本人の特性を見極めると対応が見えて来る」ということに気づくと，困難だらけに思えた成人の発達障害の臨床が，俄然，不思議で興味深く，面白くなってくる．だが考えてみれば，「本人の特性に合った対応」は精神科臨床の全ての基本である．

そういうわけで，グレーゾーンを扱う成人の発達障害の本を出すなら，症例集が良いのではないか，という話になった．

すると，どうやってバラエティに富んだ症例集にするかが1つのポイントになる．後期研修1年目であろうとも，外来を担当するようになった後輩らと話をしていると，かなり多種多様な成人の発達障害的な人を診ていることが分かった．ならば，価値観を共有する川崎医大精神科のみんなで症例を出し合おうということになった．

集まった症例は，相当に改変したり合体させたり様々な加工を経ているので「架空症例」とお考え頂きたいが，確かにバラエティに富んでいる．うつ病，不安障害など，表面に見える表現形の姿もバラエティに富んでいるし，発達障害特性も人により様々である．表現形としての病像と発達特性の両方を捉えることができたとき，初めてその患者の臨床像が見えてくる．今や，表現形の病像の背景にある発達障害を診る能力は，精神科医の必須能力だと言える．成人の発達障害の臨床の幅広さ，ユニークさ，面白さ，素晴らしさを感じて頂けたら，編著者として幸甚である．

本書ができたのは，川崎医大精神科の看護スタッフ，作業療法士，臨床心理士，ソーシャルワーカー，外来の事務スタッフ，医局秘書，みんなのお陰であり，この場を借りて感謝したい．また，医学書院の松本哲さんには，本の企画や構成，出版についてお世話になっただけでなく，症例の内容などについても貴重な意見を頂いた．

成人の発達障害の臨床は，大変さも伴うが，その面白さ，素晴らしさが，精神科臨床全体を豊かにすることを願っている．

2015年5月

村上 伸治

索引

欧文索引

ADHD が併存した症例，自閉症スペクトラムと　170
agitated depression　235
catatonic excitement　235
confusional state　235

和文索引

あ
亜昏迷状態で受診した症例　150
アスペルガー症候群と周囲から見られていた症例　95
アスペルガー症候群を自ら疑う症例　56, 167
アルコール依存症の症例　132

う
うつ病
　――がよくならない症例　199
　――の症例，産後の　52
　――の症例，難治性の　145

か
解説者，発達障害者の　22
過呼吸発作を呈した症例　167
家庭のストレスに悩む症例　83
感覚過敏のある症例　141
感情易変性をきたした症例　70

き
急性期と思われる症例，統合失調症の　91
境界性パーソナリティ障害とされていた症例　154
強迫症状をきたした症例　70, 243
拒否感，発達障害への　20
緊張病性興奮　235

け
激越うつ病　235
結婚，発達障害をもつ人の　263
幻覚をきたした症例　128, 137, 203
幻聴をきたした症例　101

こ
高学歴の症例　116
行動分析療法　215
告知がうまくいかなかった症例　239
告知した症例，発達障害と　174
こだわりの強い症例　61
言葉と表情の乖離　259

コミュニケーションの問題があった症例　42, 79, 182, 211, 229

さ

サヴァン症候群　215
錯乱状態　235
産後うつの症例　52

し

支援のあり方　22
支援の注意点，発達障害の　275
字義通りの行動をとった症例　34
事故，発達障害をもつ人の　264
自殺企図と発達障害　14
自殺企図をきたした症例　52, 124, 178
自殺念慮を呈した症例　167
思春期の発達障害の症例　229
質問へのとまどい，発達障害の特徴　256
指導者，発達障害者の　24
自閉症スペクトラム
　——とADHDが併存した症例　170
　——と周囲から見られていた症例　95
　——の診断で紹介されてきた症例　74
　——を家族が疑う症例　196
　——を自ら疑う症例　56, 167
就職，発達障害をもつ人の　263
就職後に問題化した症例　116
就労支援に関する症例　163, 170
状況依存性の精神症状　270
昇進，発達障害をもつ人の　264
焦燥をきたした症例　232
職場のストレスに悩む症例　83
診察の注意点，発達障害の　255
身体の病気，発達障害をもつ人の　265
身体の不調を過度に心配する症例　38
診断，発達障害の　4
診断の注意点，発達障害の　269
心理検査の必要性　167
心理検査の用い方　11

せ

生活史，発達障害をもつ人の　262
生活障害としての発達障害　10
精神症状の表れ方　270
精神病症状をきたした症例　128
摂食障害の症例　192

た

退職，発達障害をもつ人の　265
対人関係の困難さを有する症例　119
タイミングの合わなさ，発達障害の特徴　257
タイムアウト，発達障害児への対応　71
溜め込み症の症例　113

ち

治療の注意点，発達障害の　275

て

定型発達の境目，発達障害と　6
定年退職，発達障害をもつ人の　265
適応障害，広義の　3

と

統合失調症
　——と診断された症例　42, 91, 101, 137, 182, 203, 225
　——と診断された症例，妄想型　104
　——との鑑別，発達障害と　14

──との鑑別が困難だった症例　65
　　──を疑われた症例　79

に
認知機能の低下，発達障害をもつ人の
　　　　　　　　　　　　　　　266
認知症が疑われた症例　187

は
灰色診断　9
　　──の利点　16
配置転換，発達障害をもつ人の　264
発想のユニークさ，発達障害をもつ人の
　　　　　　　　　　　　　　　260
発達障害
　　──と定型発達の境目　6
　　──の位置付け　30
　　──を疑う徴候　12
　　──を取り巻く状況の変化　2
パニック発作を起こした症例　236
場面性の精神症状　270
反応性の状態　269

ひ
被害的な症例　107
引きこもり
　　──から社会復帰した症例　248
　　──の症例，大学生の　239
　　──を続けた症例　48
表情，治療者の　258

表情，発達障害をもつ人の　255

ふ
不安をきたした症例　232, 236
　　──，退院前の　219
不眠をきたした症例　87
雰囲気，発達障害をもつ人の　255

ほ
保護者の喪失，発達障害をもつ人の
　　　　　　　　　　　　　　　265

も
妄想をきたした症例　128, 137, 203

や
薬物療法，発達障害をもつ人の　278

ゆ
融通がきかない症例　207

よ
抑うつ状態で入院した症例　158
抑うつ状態を呈した症例　167, 187
　　──，結婚後に　61
　　──，就職後に　174

り
リセット病　14
了解概念，ヤスパースの　254